Acute Coronary Syndrome Electrocardiography in Practice

急性冠脉综合征心电图临床实践

主　编　郭静宣　张　媛

副主编　徐昕晔　李宗师

U0196687

北京大学医学出版社

JIXING GUANMAI ZONGHEZHENG XINDIANTU LINCHUANG SHIJIAN

图书在版编目（CIP）数据

急性冠脉综合征心电图临床实践 / 郭静宣，张媛主编 . —北京：北京大学医学出版社，2022.11
ISBN 978-7-5659-2771-3

Ⅰ.①急… Ⅱ.①郭…②张… Ⅲ.①冠状血管－动脉疾病－综合征－心电图－诊断 Ⅳ.① R543.304

中国版本图书馆 CIP 数据核字（2022）第 195848 号

急性冠脉综合征心电图临床实践

主　　编：郭静宣　张　媛
出版发行：北京大学医学出版社
地　　址：（1000191）北京市海淀区学院路 38 号　北京大学医学部院内
电　　话：发行部 010-82802230；图书邮购 010-82802495
网　　址：http://www.pumpress.com.cn
E-mail：booksale@bjmu.edu.cn
印　　刷：北京金康利印刷有限公司
经　　销：新华书店
责任编辑：高　瑾　　责任校对：靳新强　　责任印制：李　啸
开　　本：889 mm×1194 mm　1/16　印张：8.25　字数：244 千字
版　　次：2022 年 11 月第 1 版　2022 年 11 月第 1 次印刷
书　　号：ISBN 978-7-5659-2771-3
定　　价：75.00 元

编委名单

主　编　郭静宣　北京大学第三医院
　　　　张　媛　北京大学第三医院

副主编　徐昕晔　北京大学第三医院
　　　　李宗师　北京大学第三医院

编　委（按姓氏笔画排序）：

王　岚　北京大学人民医院	何立芸　北京大学第三医院
王国峰　中国医科大学附属第四医院	汪宇鹏　北京大学第三医院
白　瑾　北京大学第三医院	张文超　北京大学国际医院
刘　健　北京大学人民医院	张永珍　北京大学第三医院
刘小慧　北京大学国际医院	陈少敏　北京大学第三医院
孙丽杰　北京大学第三医院	范媛媛　北京大学第三医院
杜　昕　首都医科大学附属北京安贞医院	林海龙　大连市友谊医院
	郑　康　北京大学第三医院
杜贝贝　吉林大学中日联谊医院	祖凌云　北京大学第三医院
李　丹　北京大学第三医院	祝黎东　大连市友谊医院
李　菁　国家卫健委中日友好医院	徐　媛　北京大学第三医院
李　蕾　北京大学第三医院	郭云飞　北京市海淀医院
李卫虹　北京大学第三医院	郭治国　北京大学第三医院
李昭屏　北京大学第三医院	唐明明　北京市隆福医院
杨　萍　吉林大学中日联谊医院	韩江莉　北京大学第三医院

序

1887年英国生理学沃勒教授描记了人类第一份心电图；1903年荷兰生理学家爱因托芬将心电图用于临床；1928年北京协和医院购买了两台国外的心电图机，开启了中国心电图应用的先河。我清晰地记得，1961年我刚刚成为北医三院住院医师的第一周，就通过心电图为一位归国科学家及时诊断了急性心肌梗死，从此，在临床实践中与心电图相伴至今。尽管心血管疾病检查技术突飞猛进，但是，心电图以其方便、快捷、经济、独特等特质，在当今心血管疾病中的诊断地位仍无法被撼动。熟练应用心电图技术及快速准确地判读心电图结果仍然是每一位临床医生，特别是心内科医生的基本功。因此，我们需要以终身学习的态度持续学习心电图，一以贯之地应用心电图。

冠状动脉粥样硬化性心脏病，是威胁人类健康的主要疾病，其中，急性冠脉综合征又是导致患者死亡的重要原因，而心电图在急性心肌梗死的诊断和鉴别诊断中起到了重要作用。本书通过大量实例，采取以临床案例为切入点的形式，系统地阐明急性冠脉综合征的心电图特点，结合冠状动脉造影结果，展示不同罪犯血管病变所表现出的心电图异常、不同类型急性心肌梗死的心电图特点，以及急性冠脉综合征特殊类型的心电图表现。同时，还展示了一些酷似急性冠脉综合征心电图表现的非冠脉疾病。本书案例丰富、内容全面，以大量的图片阐述了急性冠脉综合征心电图及冠状动脉造影多样改变，为刚刚步入急诊介入岗位的专业医师提供了丰富的理论和实践知识，使其能够通过心电图和冠状动脉造影，结合临床表现，早期识别急性冠脉综合征并进行鉴别诊断。

我于1956年考入北京医学院，迄今已在北医学习、工作和生活了66年。今年恰逢北大医学办学110周年，回顾自己从医60余年的经历，也切实践行了"明德为先，厚道为蕴，尚仁为本，出新为常"的教育理念和办学宗旨，谨以此书献礼母校的庆典时刻，报答北大医学对我的培养，为北大医学的教育事业添砖加瓦；也希望北医人能始终拥有"心怀苍生，兼济天下"的家国情怀，传承"厚道"精神，不辜负国家和人民对我们的期望。

目前，有关介入心脏病学的研究的进展日新月异，鉴于编者水平有限，书中难免存在一些疏漏，乃至错误，恳请读者赐教，指正。

在本书的撰写与出版过程中，得到了许多专家和年轻医生的帮助和支持，提供了非常有教育意义的病例，同时，感谢北京大学医学出版社的大力支持！最后感谢所有参与本书出版工作的同道和朋友们！

郭静宣

2022年9月6日于北京

目 录

第一章

急性冠脉综合征心电图的基本理论

第一节　冠状动脉解剖

心脏的供血血管被称为冠状动脉（coronary artery），分为左冠状动脉（left coronary artery，LCA）和右冠状动脉（right coronary artery，RCA），分别起源于主动脉左冠窦和右冠窦。LCA 的开口呈椭圆形，RCA 开口呈漏斗形。冠状动脉的分布类型按照在心膈面的分布范围（简单地按照后降支的起源）可以分为 3 型：①右优势型：最常见的类型，约占 71%，表现为右心室膈面和左心室膈面一部分主要由 RCA 的主要分支供血；②左优势型：约占 6%，表现为右心室膈面和左心室膈面一部分主要由 LCA 的主要分支供血；③均衡型：约占 23%，LCA 和 RCA 均发出后室间支，沿后室间沟走行于左、右心室的膈面。冠状动脉的分布类型为先天性，与年龄无关（图 1-1）。

一、左冠状动脉

LCA 起源于主动脉左冠窦，起始段被称为左主干（left main，LM），发出后经肺动脉干和左心耳之间向左行进，在冠状沟内分为左前降支（left anterior descending artery，LAD）和左回旋支（left circumflex branch，LCX）。LM 的直径为 3～6 mm，长度存在较多变异，多为 10～20 mm，长者可达 40 mm，也有 LAD 和 LCX 直接双开口于主动脉左窦。

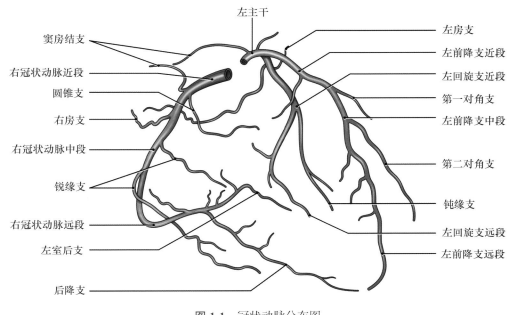

图 1-1　冠状动脉分布图

1

LAD 从走行方向上可以看作 LM 的延续，LM 末端的动脉粥样硬化病变往往也会延续至 LAD 开口。LAD 沿前室间沟下行至心尖，较长的 LAD 可以绕心尖切迹延伸至后室间沟下 1/3，与 RCA 的后降支（post descending artery，PDA）吻合。LAD 分布于左心室前壁、部分右心室前壁、室间隔的前 2/3，以及右束支和左束支的前部。可绕行至心脏膈面形成"包绕性 LAD"。LAD 的供血范围包括：左心室前壁、右心室前壁一部分、心尖及室间隔的大部分，包绕性 LAD 的供血范围可延伸至左心室下壁。当 LAD 闭塞时，可发生左心室前壁和室间隔前部心肌梗死。LAD 的分支根据发出的方向，分为以下 3 类：

（1）左心室前支：LAD 向左侧的分支被称为左心室前支（对角支，diagonals branch，D），对角支多为 2～3 支，分别称 D1、D2、D3，其中 D1 多较粗，斜向心左缘或心尖，分布范围主要为左心室前侧壁、前乳头肌，当对角支闭塞时可累及左心室高侧壁和心尖部。

（2）右心室前支：LAD 向右侧的分支被称为右心室前支，多较短小，最多有 6 支，主要分布于部分右心室前壁。第一支右心室前支被称为左圆锥支，主要分布在动脉圆锥，与右冠状动脉发出的（右）圆锥支吻合形成 Vieussens 环。

（3）室间隔支（septal branch，S）：左前降支向室间隔方向垂直发出 5～10 支室间隔支，也被称为穿隔支、间隔支。分布于室间隔前 2/3、房室束前部、右束支、左束支前部。间隔支由近及远逐渐变细，也可以只发出 1～2 支较粗大的间隔支，其后再呈扫帚状分布至室间隔。间隔支在室间隔内与由后降支发出的间隔支吻合，构成冠状动脉侧支循环路径之一。前降支近段或左主干闭塞时，累及该分支，可造成室间隔坏死，引起束支传导阻滞。

LCX 从 LM 发出的角度多近直角。当冠状动脉分布呈左优势或均衡型时，则 PDA 由 LCX 主支可延伸至后室间沟形成。LCX 自 LM 发出后沿冠状沟向左后走行，包绕至心脏左缘直至左心室膈面，主要分布范围包括左心房、少部分左心室前侧壁、左心室高侧壁以及左心室下壁。此外，LCX 也负责窦房结的部分供血。LCX 的主要分支如下：

（1）窦房结动脉：窦房结动脉 40% 起自回旋支，60% 起自右冠状动脉。从 LCX 发出时，窦房结动脉沿左心耳内侧壁上行至左心房前壁，逆时针上行至腔静脉开口，从窦房结尾端进入窦房结。

（2）左房支：起自 LCX 近段，向左后与 LCX 平行，主要分布于左心房后壁。

（3）左钝缘支（obtuse marginal branch，OM）：OM 在心左缘处自 LCX 发出，沿心左缘下行至心尖，分布于左心室。该支走向左心室游离壁和心尖部较恒定。OM 是 LCX 的主要分支和功能血管，从 LCX 发出后与对角支近似平行走向，部分可与对角支吻合形成侧支。由于 OM 和对角支的供血区域存在较多重叠，第一根主要的 OM 发出的部位与第一根主要对角支的发出部位关系很大。

（4）左室后支：分布于左心室下壁的左侧部，优势型 LCX 发出的左室后支也可分布至后乳头肌。

中间支：从 LAD 和 LCX 之间的部位独立起源于左主干，斜向左前下方，分布于左心室前壁，粗大的中间支也可分布于前乳头肌。中间支较为发达时，可能替代了高位对角支或高位 OM 的功能。

二、右冠状动脉

RCA 起源自主动脉右窦，主干初始近水平形态从主肺动脉干和升主动脉根部之间向右前方沿右房室沟走行，向右后方经过两次转折后行至后室间沟，末端分成 PDA 和左室后侧支（post-lateral branch，PL）；以第一转折和第二转折为界将 RCA 主干部分分为近、中、远段。RCA 从近段开始沿途发出分支，但主支血管的直径无明显变化，至发出锐缘支后逐渐变细。右冠状动脉分布于右心房、右心室，部分左心室下壁和室间隔后 1/3 以及左束支后部。RCA 的主要分支如下：

（1）圆锥支：起自 RCA 起始部，或独立开口于右窦，与左冠状动脉发出的左圆锥支吻合形成 Vieussens 环。

（2）窦房结动脉：60% 的窦房结动脉发自 RCA 起始 1～2 cm 处，分布于窦房结、右心房壁以及房间隔。

（3）右室支：通常自 RCA 第一转折后向前室间沟方向发出 1～5 支，分布于右心室前壁。

（4）锐缘支（acute marginal branch，AM）：通

常发自 RCA 中段，是 RCA 主干部分最长而粗大的分支，覆盖右心室外侧壁并延伸至心尖。

（5）右室后支：从 RCA 远段发出的一条分支，远段演变为数条细小分支，分布于右心房前壁、右侧壁和后壁。右室后支分出后依次发出右房支、房室结动脉等分支血管。

（6）后室间支（后降支，posterial descending artery，PDA）：从 RCA 远段发出的另一条分支，下行覆盖约 2/3 的后室间沟，其后与左前降支吻合，供血范围包括室间隔后 1/3 和近后室间沟处的左、右心室下壁以及左束支后部。

冠状动脉的主支或分支在行程中有部分血管会在心肌下方穿行，被称为壁动脉（mural artery）又称穿壁动脉，壁动脉表面的心肌被称为心肌桥。壁动脉的发生率约为 67%，尤以 LAD 中远段多见，壁动脉较少发生动脉粥样硬化。

第二节　正常心电活动与心电图基础

一、心电产生的基本原理

心脏中可以产生电活动的细胞包括具有收缩功能的心肌细胞，如心房、心室肌细胞，以及特殊分化的具有传导功能的心肌细胞，包括窦房结细胞、房室结细胞、浦肯野纤维等。心肌电活动主要表现为细胞膜内外的电位变化，产生跨膜电位。跨膜电位包括兴奋时的动作电位（AP）和静息时的静息电位（RP）。跨膜电位产生的基础是通过细胞膜上的离子通道产生的内外离子流的变化。

在静息状态时，心肌细胞膜外排列的阳离子带正电荷，膜内排列的阴离子带负电荷，被称为极化状态，此时膜内外电位差为 −90 mV。当受到电刺激时，心肌细胞膜上的特定离子通道会开放，出现离子的跨膜流动，产生细胞膜内外电位的变化，启动一次"除极-复极"的过程，该过程中产生的膜电位变化称为动作电位。

当窦房结、房室结等具有自律性的细胞膜自动除极后，产生的电信号将传递至其他心肌细胞，使心肌细胞的膜电位达到阈电位，引起细胞膜离子通道开放，使细胞内外正、负离子的分布发生逆转，膜电位从"外正内负"转为"内正外负"，即出现心肌细胞除极化。已经除极的细胞膜电位与其前方尚未除极的细胞膜电位存在差异，从而形成一对"电偶"，产生电流并沿着一定的方向迅速扩展，直到全部心肌完成除极。随后，通过细胞膜离子通道的作用，使细胞膜电位又逐渐恢复为极化状态，称为复极。

二、心电图的基本原理

所有心肌细胞的电流向量集合在一起，形成心脏的综合心电向量。综合心电向量是一个矢量，随时间的变化而发生方向及大小的变化，其矢量尖端的运动轨迹就是心电向量环。这个综合心电向量环投影在体表心电图导联就会产生电压高低点变化，按照不同的时间顺序记录下来就是心电图。

按照心电描记的规则，面对探测电极的电流产生向上的波形；背向电极的电流产生向下的波形，道理上除极和复极的方向是相反的，应该产生相反的心电图波形。但是，由于正常人心室的除极方向从心内膜向心外膜，而复极则刚好相反，这样正常情况下心电图上记录到的代表复极的 T 波就与代表除极的 QRS 主波方向一致了。

三、心电图的导联

在人体上放置检测电极并与心电图机进行连接，形成心电图的不同导联。心电图导联分为肢体导联及胸导联两大类。肢体导联的电极连接在四肢上，胸导联则连接在胸背部。肢体导联记录立体的心脏电活动投影在心脏额面各方向的电信号；而胸导联记录立体的心脏电活动投影在心脏水平面各方向的电信号。具体导联描述如图 1-2 所示：

1. 标准肢体导联

又称为双极肢体导联，反映两个肢体之间的电位差。

Ⅰ导联：左上肢电极与心电图机的正极相连，右上肢电极与负极相连，导联电流方向由右向左。

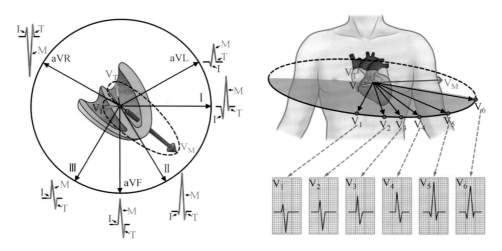

图 1-2　心电图导联描述。Ⅰ，初始波；M，中间波；T，末尾波

Ⅱ导联：将左下肢电极与心电图机的正极相连，右上肢电极与负极相连，导联电流方向由右上向左下。

Ⅲ导联：将左下肢电极与心电图机的正极相连，左上肢电极与负极相联，导联电流方向由左上向右下。

2. 加压单极肢体导联

肢体电极与中心电端组成的导联分别为 aVR、aVL 和 aVF，导联的电流方向分别为指向右上、左上和正下。

3. 胸导联

探查电极位于胸壁，另一端为中心电端。胸前导联常用的是 $V_1 \sim V_6$，有时也会用到右胸导联 V_{3R}、V_{4R} 和 V_{5R}，及后壁导联 V_7、V_8 和 V_9。

四、心电图的基本判读

心电图可以为冠心病的诊断提供丰富的信息，认识正常心电图各波形的正常值是识别异常心电图的基础，图 1-3 显示了正常心电图的主要波段。

1. P 波

为左、右心房的除极波形，正常情况下，P 波在 Ⅱ、aVF、$V_3 \sim V_6$ 导联直立，aVR 导联倒置，$V_1 \sim V_2$ 导联呈双向、倒置或低平。P 波的电压在肢体导联上 ≤ 0.25 mV，胸导联 ≤ 0.2 mV，时长应 ≤ 0.11 s。PR 间期指由 P 波起点到 QRS 波起点的部分，代表了心房开始除极至心室开始除极的时间。PR 间期随心率和年龄而异：心率在正常范围时，PR 间期为 $0.12 \sim 0.20$ s。明显的心动过缓时，PR 间期可延长至 $0.21 \sim 0.22$ s。PR 间期延长提示房室传导阻滞，缩短见于短 PR 综合征、预激综合征。

2. QRS 波群

QRS 波群为心室肌的除极波。心室除极过程中室间隔左侧最先除极，自左传导向室间隔的右侧，心电图上在 V_1 导联形成一个正向波形，在 V_5、V_6 导联形成一个较小的负向波形；接着室间隔、左右心室及心尖部除极，由于右心室壁薄、左心室壁厚，在 V_1、V_2 导联形成较深负向波（S 波），而在 V_5、V_6 导联出现高大的正向波（R 波）；最后左心室后基底部除极时，在 V_5、V_6 导联形成小

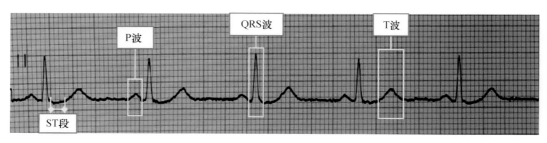

图 1-3　心电图主要波段

的负向波（S 波）。

每个肢体导联的 QRS 波群中，Q 波或 S 波与 R 波的电压绝对值之和均 < 0.5 mV 时称为肢体导联低电压，当出现严重心肌损害时可以出现这种情况。各个胸导联的 Q、R、S 波形出现的先后顺序和电压幅度具有重要意义，需要牢记。一般情况下，V_1、V_2 导联呈 rS 型；$V_1 \sim V_3$ 导联 R/S 比例逐渐升高，在 V_3 导联 R 波同 S 波的振幅大致相等；V_4 导联原则上不能出现 q 波，且 R/S > 1。V_5、V_6 导联主波向上，可以呈 RS、R、qR 或 qRS 型。

q（Q）波的振幅不得超过同导联 R 波的 1/4，时间 ≤ 0.04 s，Ⅱ、aVR、aVL 导联的 Q 波可以较深。正常人 V_3、V_4 导联极少有 Q 波，Ⅱ、Ⅲ、aVF 导联很少同时出现 Q 波。Q 波提示面对探测电极区域的心肌无电活动，常见于心肌梗死后。

3. J 点

为 QRS 波群与 ST 段的节点，通常位于等电位线上，也可稍抬高。J 点升高可作为急性心肌梗死的早期表现，也可见于早复极综合征，并可能与许多离子通道疾病相关。

4. ST 段

QRS 波群结束至 T 波开始之间的部分，通常为一等电位线，可以有轻微的抬高或压低；在肢体导联与胸导联 $V_4 \sim V_6$ 导联的 ST 段抬高均不应超过 0.1 mV，$V_1 \sim V_3$ 导联不应超过 0.3 mV。

5. T 波

T 波正常形态是从基线开始呈缓升陡降的形态，正常情况下，T 波的方向与 QRS 波群主波的方向一致，在 Ⅲ、aVL、aVF、$V_1 \sim V_3$ 等导联可出现双向或倒置；同时，在 R 波为主的导联中，T 波不应低于同导联 R 波的 1/10。胸导联的 T 波有时可高达 $1.2 \sim 1.5$ mV，T 波增高可见于心肌梗死早期、高血钾等，需要结合临床情况、ST 段形态等综合判断。

6. QT 间期

从 QRS 波群开始至 T 波结束，代表心室除极到复极所需的全部时间。QT 间期的长短与心率有关，正常心率范围时，QTc 间期应为 $0.32 \sim 0.44$ s。QT 间期延长见于心肌损害、心肌缺血、低血钾等情况。

第三节　心肌缺血及梗死的病理及心电图诊断

一、急性冠脉综合征的病理生理和诊断

冠状动脉性心脏病，简称为冠心病，是指由于动脉粥样硬化使冠状动脉管腔狭窄或阻塞，和（或）冠状动脉功能改变（痉挛）导致心肌缺血、坏死的心脏病。

冠状动脉壁分为内膜、中膜及外膜三层，动脉粥样硬化从内膜开始，主要累及内膜及中膜。冠心病的慢性病理改变表现为在各种动脉粥样硬化危险因素的作用下，内皮细胞功能异常并损伤，以单核细胞为主的炎症细胞迁移、浸润、吞噬脂质，出现泡沫化改变，形成动脉粥样硬化斑块并凸向血管腔内，使血管横截面积减少，造成所供血的区域血流减少，引起心肌细胞缺血，出现缺血性心电图表现。部分冠心病患者可以由于某些因素，其原本稳定的斑块出现侵蚀、破裂、溃疡、斑块内滋养血管

断裂等改变，称为不稳定斑块，是诱发不稳定型心绞痛、急性心肌梗死等急性冠脉综合征（acute coronary syndrome，ACS）的主要原因。

由于长时间心肌缺血引起的心肌细胞坏死即为心肌梗死（myocardial infarction，MI）。在心肌缺血发作后 $10 \sim 15$ min 即可出现心肌细胞坏死的表现，而坏死从心内膜下进展到心外膜下，发展为透壁性心肌梗死要经过几小时，及时实施再灌注策略，可减轻坏死心肌细胞的数量，减小梗死心肌范围。

当患者出现胸痛、胸闷等缺血症状，同时出现相应心电图、心肌损伤标志物异常等证据时，需考虑 ACS 的诊断。其中，心电图是最早也是最为主要的检查方法。按照相关指南，具有以下 3 条标准中的任意 2 条者，即可诊断 ACS：①具有典型的缺血性胸痛症状；②具有缺血性心电图改变的客观证据；③心肌损伤标志物升高，并有动态变化。

二、心肌缺血、损伤、坏死的基本心电图表现

心肌缺血、损伤、坏死表现为一个连续的过程。

急性心肌缺血的心肌细胞可以维持电活动，但其舒缩功能可能受损。这一过程的心肌细胞处于休眠状态，尚未出现心肌细胞结构的明显异常，当血流恢复后心肌细胞可以完全恢复，被称为心肌顿抑。这一阶段的心电图可能并不出现明显的改变，或出现 T 波的变化，如 T 波高尖提示心外膜缺血；T 波倒置提示心内膜缺血（也出现于严重缺血甚或损伤后的电重构）；T 波低平（T 波低于同导联 QRS 主波振幅的 1/10）提示非特异性心肌缺血。

持续或短期内反复出现的严重缺血可造成心肌损伤，造成细胞结构的损害，出现损伤性心电图变化。这种损害依然不足以造成细胞的死亡，当恢复充足的血供后，依然可以恢复，因此损伤性心电图变化也是可逆的。由于心肌损伤主要影响复极过程，因此损伤性心电图表现主要为 ST 段的变化，即 ST 段抬高或 ST 段压低，通常认为 ST 段抬高代表了更为严重的损伤程度。ST 段压低的形态分为水平型、上斜型和下斜型三种；ST 段抬高的形态较为多样，比较经典的是弓背型抬高或形成单向曲线。不论哪种形态，其病理意义基本相同。

损伤的进一步恶化将造成心肌细胞坏死，此时的细胞结构破坏、细胞死亡是不可逆的，相应的其所有电活动也将消失，产生坏死性心电图变化。心肌坏死的心电图表现根据该部位存活心肌的数量，分为 R 波降低或者 R 波上升不良或形成病理性 Q 波。病理性 Q 波定义为 Q 波的深度超过同导联 R 波的 1/4 和（或）宽度超过 0.04 s，部分导联如 V_3、V_4 如果出现 Q 波，即使没有达到病理性 Q 波的标准，也是异常的。孤立导联出现 Q 波往往没有意义，例如只有当 Ⅱ、Ⅲ、aVF 导联均出现 Q 波才可以诊断下壁心肌梗死。

由于存在心肌冬眠的情况，随着血流的恢复，此部分心肌细胞也可逐渐恢复功能，因此 Q 波的形成可以逐渐变浅甚或消失；而随着梗死范围的扩大，Q 波也可能逐渐加深。另外，比较戏剧性的 Q 波的消失，也可能提示对侧室壁出现新的缺血事件。

急性 ST 段抬高型心肌梗死的过程可以表现为经典的心电图演变，如前所述，从缺血过程开始，表现为 T 波高尖，即所谓超急性期；随后出现心肌细胞的损伤，产生 ST 段弓背抬高，直至形成单向曲线，这一阶段被称为急性期；进一步发展 ST 段将开始回落、T 波倒置、Q 波形成，直至出现 QS 或 Qr 波伴 T 波深倒置，称为亚急性期；最后 Q 波长期存在、ST 段回到等电位线、T 波恢复直立，称为陈旧期。

三、急性冠脉综合征的心电图定位诊断

由于心电图的向量特点，不同的心电图改变可以让我们对于病变的部位进行判断，并进一步与罪犯血管相结合。准确地判断梗死范围、罪犯血管，以及可能存在的复杂血管病变情况，有利于对病情的发展进行预判，可以更好地掌控患者的治疗过程。

这一部分的经典内容的学习过程旨在首先在心肌缺血部位和心电图改变之间建立一个相对粗略的联系；同时，我们要加深对于冠状动脉分布和供血部位的理解，对于从事介入工作的医师来说，这一部分理解可能更加容易一些，但也需要一定数量病例的积累。最终，我们可以将三者联系起来，形成一套成型的知识体系。心肌缺血部位和心电图之间的关系如下：

我们对于心肌缺血部位的描述通常包括：左心室广泛前壁、前壁、前侧壁、高侧壁、室间隔、下壁、正后壁、右心室。这种描述方法综合了心电图向量的组合特点，也符合冠状动脉的分布特点。因为通常情况下，即使患者存在多支病变，但每次发生斑块不稳定，引起血管严重狭窄甚或闭塞的罪犯血管为 1 根，这个特点在 ST 段抬高型心肌梗死（STEMI）患者中尤为明显；即使是多支病变，由于缺血的心肌范围依然要服从于血管的分布，也使得通过心电图推理出罪犯病变成为可能。

在 STEMI 的心电图诊断标准中，两个及以上相邻导联的 ST 段明显抬高（肢体导联超过 1 mV，胸导联超过 2 mV）要考虑 STEMI。表 3-1 列出了主要的缺血心肌定位、心电图改变和病变血管的对应关系。在后面的章节中，将结合具体病例对不同血管病变相应的心电图改变进行详细讲解。

表 3-1 主要缺血心肌定位、心电图改变和病变血管的对应关系

心脏解剖位置	供血血管	相关导联
前壁、前间隔	左冠状动脉前降支，D1 发出后	V_1、V_2、V_3
广泛前壁	左冠状动脉前降支，D1 发出前	V_1、V_2、V_3、V_4、V_5
高侧壁	左回旋支	Ⅰ、aVL、V_5、V_6
前侧壁	对角支	V_5、V_6
后壁	右冠状动脉或回旋支	V_7、V_8、V_9
下壁	右冠状动脉或回旋支	Ⅱ、Ⅲ、aVF
右心室	右冠状动脉	V_{3R}、V_{4R}、V_{5R}

表 3-1 主要缺血心肌定位、心电图改变和病变血管的对应关系

心脏解剖位置	供血血管	相关导联

第二章

急性心肌梗死的心电图变化

　　心电图是诊断急性心肌梗死的第一个客观证据。在冠状动脉介入治疗技术已经广为普及的今天，急性心肌梗死患者从首次医疗接触到接受急诊经皮冠状动脉介入治疗（PCI）的流程大为精简，在很多心脏中心已经实现了绕行冠心病监护病房（CCU），甚至绕行急诊室。心电图成为了介入医生进行疾病诊断的最主要的依据。然而，对于有经验的介入医师而言，通过心电图获得的信息，不仅仅是确定心肌梗死诊断这个层面，还会涉及风险评估、手术准备、预后预测等内容。

　　虽然我们将心肌梗死部位和心电图的改变进行了相对明确的对应，但由于冠状动脉的形态和分布存在着极大的个体差异，以及多支血管病变、侧支循环等因素的存在，使得心肌梗死的心电图改变具有相当的复杂性。本章将通过一系列典型病例，与冠状动脉造影影像相结合进行分析，旨在加深临床医师，尤其是介入医师对急性心肌梗死相关心电图的解读能力，提高诊断的全面性。

第一节　左前降支（LAD）病变相关心肌梗死

　　左前降支（LAD）供应前壁、前间壁、室间隔前上 2/3；对角支钝缘支供应前侧壁。对于急性前壁心肌梗死的患者，可以通过前侧壁是否受累，大致判断病变部位与第一根优势型对角支发出位置之间的关系。由于 LCX 发出的 OM，或中间支也参与高侧壁的供血，因此在少数情况下，即使病变部位位于 LAD 近段，心电图中也显示为前壁心肌梗死。前侧壁是否受累，与 LAD 病变相关心肌梗死患者的预后有较为密切的关系。

病例 1　急性前壁心肌梗死（T 波高尖）

病例摘要：

　　患者中年男性，间断胸痛 5 h，2 h 前胸部持续疼痛入院。既往高血压、高脂血症病史，无吸烟史，入院查体：血压 138/78 mmHg，心率 76 次 / 分，心律齐。急诊超声心动图：左心室前壁、前间壁中段-心尖段室壁节段性运动异常，左心室射血分数（LVEF）54%。入院后检查心肌损伤标志物升高，肌酸激酶同工酶（CK-MB）89 U/L，

心肌肌钙蛋白 I（cTnI）2.6 ng/ml。

心电图特点（病例图 1-1）：

- 窦性心律；
- aVL、$V_1 \sim V_4$ 导联 ST 段抬高伴 T 波高尖；
- Ⅱ、Ⅲ、aVF 导联 ST 段轻度压低。

心电图诊断： 急性前壁心肌梗死。

冠状动脉造影：

　　LM：正常；LAD：近中段次全闭塞（病例

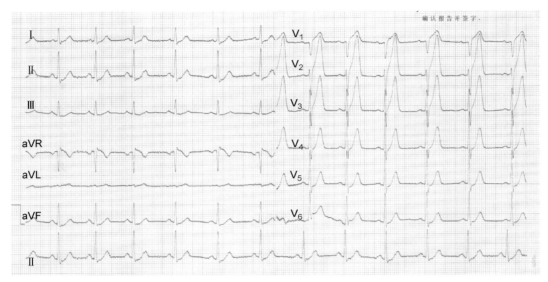

病例图 1-1　患者胸痛发作 5 h 的心电图。心电图描述详见正文

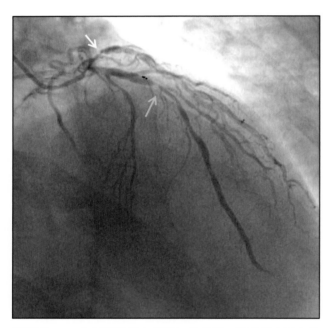

病例图 1-2　左冠状动脉右前斜加头位图，黄色箭头示左前降支近中段次全闭塞，白色箭头示 LCX 近段狭窄 90%

图 1-2 箭头所示），中段狭窄 75%；LCX：近段狭窄 90%，远段狭窄 50%；RCA：近段狭窄 25%；对 LAD 行急诊 PCI 治疗。

特点分析：

此例患者的心电图主要变化导联为 $V_1 \sim V_4$ 导联 ST 段抬高伴 T 波高尖，其中以 V_2、V_3 导联变化最为显著，V_4 导联的 T 波高度已经下降，提示主要病变位于前壁，前侧壁几无受累，与冠状动脉造影显示的病变位于 LAD 中段第一对角支发出后相符合。

同时，本患者心电图表现为显著的胸导联 T 波高尖。患者胸痛发作到入院的时间达 5 h，而心电图仅表现为 T 波高尖为主是由于其冠状动脉特性所决定的。LAD 为次全闭塞，在未干预前 TIMI 血流达到 II 级，如病例图 1-2 所示。

病例 2　急性广泛前壁、高侧壁心肌梗死

病例摘要：

患者中年男性，因"持续胸痛 9 h"入院。3 h 前转院途中出现心室颤动，给予电除颤治疗。既往高血压 8 年，吸烟史。入院查体：血压 126/96 mmHg，心率 78 次 / 分，心律齐。血生化检查：心肌损伤标志物升高。

心电图特点（病例图 2-1）：

● 窦性心律；

● I、aVL、$V_1 \sim V_5$ 导联 ST 段抬高，呈"墓碑样"改变；

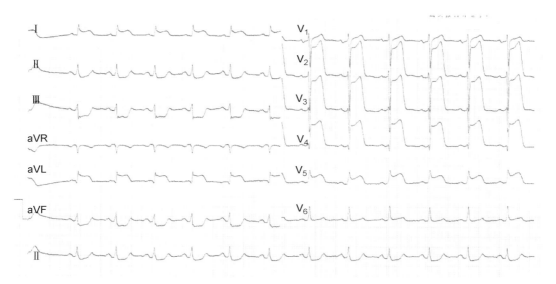

病例图 2-1　胸痛发作后 9 h 入院心电图。心电图描述详见正文

● Ⅱ、Ⅲ、aVF 导联 ST 段压低。

心电图诊断： 急性广泛前壁心肌梗死。

冠状动脉造影（病例图 2-2 至 2-4）： LM：正常；LAD：起始约 5 mm 处完全闭塞（病例图 2-2 箭头所示）；LCX：远段狭窄 50% ～ 60%；RCA：管壁不光滑，近段狭窄 20%；对 LAD 行急诊 PCI 治疗。

特点分析：

此例患者的心电图符合典型的左前降支近段闭塞的心电图特点：胸导联、Ⅰ、aVL 导联 ST 段抬高，下壁导联 ST 段压低，$ST_{V_4}\uparrow > ST_{V_6}\uparrow$。LAD 闭塞后，ST 段抬高 ≥ 0.1 mV 最常见于 V_2 导联，抬高幅度在 V_2 或 V_3 导联最明显，其后依次为 V_3、V_4、V_5、aVL、V_1 和 V_6 导联。LAD 近段闭塞时通常 $ST_{V_4}\uparrow > ST_{V_6}\uparrow$，且多伴有下壁导联 ST 段压低。此患者 Ⅰ、aVL、V_4、V_5 导联 ST 段抬高；提示患者可能存在较高位的对角支，OM1 发出的位置可能较低或血管分布呈非优势型。

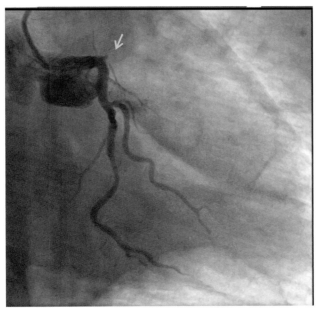

病例图 2-2　左冠状动脉右前斜足位图，箭头示左前降支开口闭塞

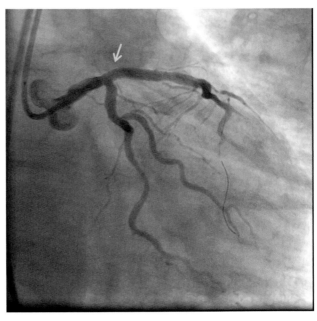

病例图 2-3　左冠状动脉右前斜足位图，箭头示支架置入术后左前降支显影

LAD 闭塞，V_1 导联的 ST 段抬高值得关注。V_1 导联可记录到右侧间隔的电活动，多数由 LAD 的间隔支供血。在一些患者，间隔也同时被右冠状动脉的圆锥支双重供血。所以，通常情况下 2/3 前壁心肌梗死患者 V_1 导联无 ST 段抬高。

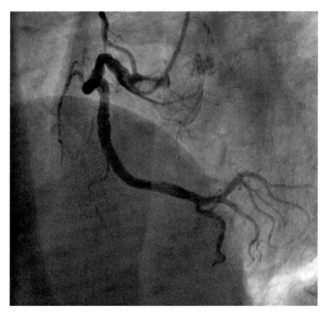

病例图 2-4　右冠状动脉左前斜位图

病例 3　急性广泛前壁心肌梗死，LAD 近段闭塞（aVR 导联抬高）

病例摘要：

患者中年男性，主因"间断胸痛 3 年，加重 5 h"入院。入院前 3 年于静息时出现心前区压迫感，不影响运动，持续 5 min 后缓解，每年发作 1 ~ 2 次，未诊治。5 h 前患者在平卧时出现心前区紧缩感，呈持续性。诊断为急性广泛前壁心肌梗死。对 LAD 行 PCI 治疗，术中血压低，反复发生室性心动过速（室速），在静脉泵入胺碘酮，主动脉内球囊反搏（IABP）支持下完成手术。

心电图特点（病例图 3-1）：

- 窦性心律，心率 80 次 / 分；
- V_1、V_2 导联 r 波消失，呈 QS 型，V_3 导联呈 qrS 型，V_4 导联 R 波减低；
- V_1 ~ V_3 导联 ST 段略抬高，aVR 导联 ST 段抬高，Ⅱ、Ⅲ、aVF、Ⅰ、aVL、V_5、V_6 导联 ST 段压低；
- V_1 ~ V_5 导联 T 波高尖。

心电图诊断：急性广泛前壁心肌梗死，不累及高侧壁。

冠状动脉造影（病例图 3-2 至 3-4）：LM：正常；LAD：近段 100% 闭塞；LCX：大致正常；

RCA：近段狭窄 30% ~ 40%。冠状动脉分布呈右优势型。

特点分析：

本患者的心电图特点符合急性广泛前壁心肌梗死的表现，结合 r 波、T 波高尖以及对应导联的变化，不难做出判断。即使判断出了广泛前壁心肌梗死，也要注意到心电图的特殊性。通常前壁心肌梗死的对应导联变化以 Ⅱ、Ⅲ、aVF 导联为主，本患者 V_5、V_6 及 Ⅰ、aVL 均出现 ST 段压低，同时出现 aVR 导联 ST 段抬高，一方面提示 D1 较小或发出部位接近 LAD 中段，前侧壁由高位发出的较为粗大的 OM 供血，另一方面也体现了 LAD 可能较长，远端可能回勾过心尖直至后室间沟。本患者的造影结果显示了 D1 较小、D2 相对优势，OM 比较丰富（病例图 3-3），且 LAD 远端勾过心尖，符合心电图改变的导联分布特点。同时，我们知道对于非 ST 段抬高型急性冠脉综合征（NSTE-ACS）来说，ST 段偏移的导联越多，提示受累心肌的面积越广泛；对于 STEMI 来说，对应性变化的导联越多，尤其是出现 aVR 导联 ST 段抬高，也提示病变血管的供血范围比较大，或者存在多支病变的可能。

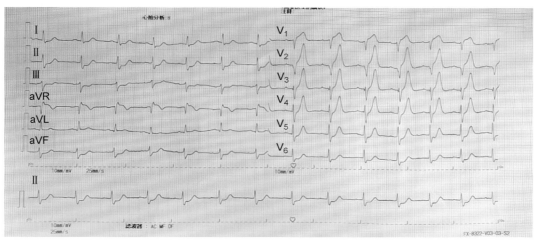

病例图 3-1　胸痛发作后 5 h 入院心电图。心电图描述详见正文

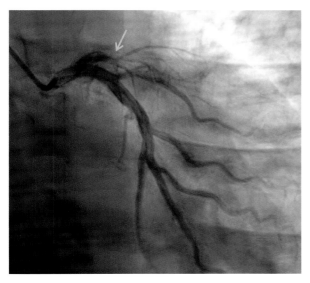

病例图 3-2　左冠状动脉右前斜足位图。箭头示左前降支近段闭塞

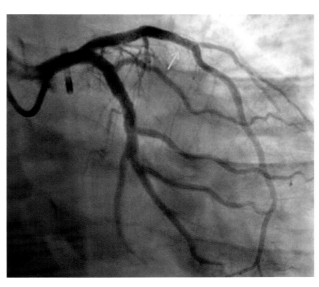

病例图 3-3　左冠状动脉右前斜足位图。箭头示支架置入术后左前降支显影

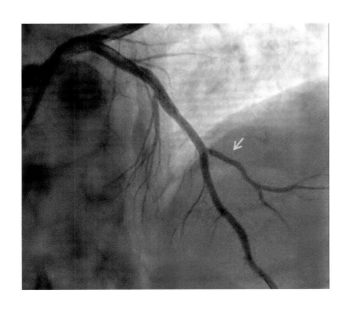

病例图 3-4　左冠状动脉右前斜头位图。箭头示第一根较大对角支发出位置位于 LAD 中段，而非近段

病例 4　急性前壁心肌梗死 LAD 中段闭塞（D1 后）

病例摘要：

患者中年男性，间断胸痛 2 年，再发持续 2 h 急诊就诊。既往高血压、高脂血症，吸烟史。入院查体：血压 145/90 mmHg，心率 77 次 / 分，心律齐。

心电图特点（病例图 4-1、4-2）：

- 窦性心律；
- $V_1 \sim V_4$ 导联 ST 段抬高，$V_1 \sim V_6$ 导联 Q 波

形成；

- $V_{3R} \sim V_{5R}$ 导联 ST 段抬高，$V_{3R} > V_{4R} > V_{5R}$。

心电图诊断： 急性前壁心肌梗死。

冠状动脉造影（病例图 4-3 至 4-5）： LM：正常；LAD：中段发出 D1 后狭窄 95%，局部可见血栓影，远端血流 TIMI 2 级，D1 弥漫病变，中段次全闭塞，D2 弥漫病变，狭窄 80% ～ 90%；LCX：全程内膜不光滑，OM3 近段完全闭塞，可见桥侧

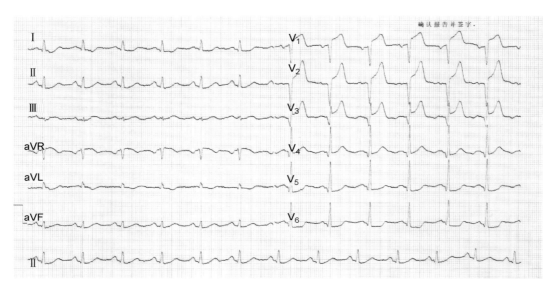

病例图 4-1　胸痛发作后 2 h 入院心电图。心电图描述详见正文

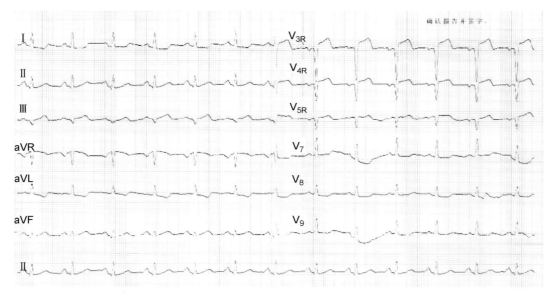

病例图 4-2　胸痛发作后 2 h 入院心电图，右室和正后壁导联。心电图描述详见正文

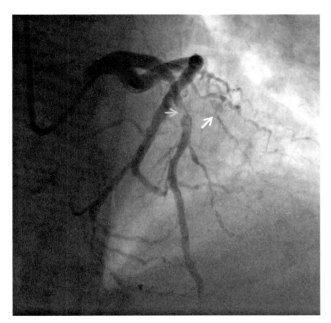

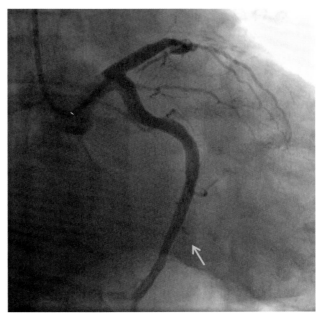

病例图 4-3 左冠状动脉后前位加头位图，黄色箭头示 LAD 中段狭窄 95%，局部可见血栓影，白色箭头示 D1 中段次全闭塞

病例图 4-4 左冠状动脉右前斜足位图，箭头示 OM3 闭塞

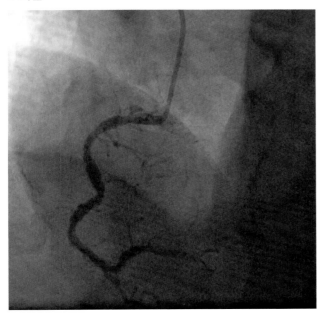

病例图 4-5 右冠状动脉头位图

支供应远段，PL 弥漫病变，中段完全闭塞，PDA 弥漫病变；RCA：全程管壁不光滑，近段狭窄 20% ~ 30%；对 LAD 行急诊 PCI 治疗。

特点分析：

LAD 中段闭塞时，心电图表现 V_1 ~ V_4 导联 ST 段抬高，不同于近段 LAD 闭塞，LAD 中段闭塞可以无下壁导联 ST 段压低，可以出现 aVL 导联的 ST 段压低；多无传导阻滞出现。心肌坏死局限于前侧段和前尖段，室间隔近侧部受损。

此患者 V_{3R} ~ V_{5R} 导联 ST 段抬高，此时 ST 段抬高程度从 V_{3R} 至 V_{5R} 导联依次降低，为前壁导联 ST 段抬高的镜像改变，此时不考虑右室心肌梗死。

病例 5 De-Winter 综合征

病例摘要：

患者中年男性，间断胸闷 3 天，加重伴胸痛 2 h，急诊入院。既往有糖尿病、吸烟史。入院查体：血压 128/82 mmHg，心率 70 次 / 分，心律齐。急诊入院查 cTnI > 25 ng/ml，超声心动图示：室

壁节段性（左室前壁、前间壁中段、各壁心尖段）运动异常，LVEF 45%。

心电图特点（病例图 5-1）：
- 窦性心律，心率 69 次 / 分；
- V_1 ~ V_3 导联 ST 段抬高、T 波高尖；V_4 ~

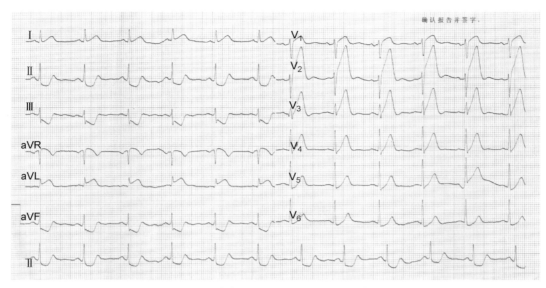

病例图 5-1   胸痛 2 h 入院。心电图描述详见正文

V₆ 导联 J 点略下移呈 De-Winter 综合征表现，

Ⅰ、aVL 导联 ST 段抬高伴 T 波高尖；

● Ⅱ、Ⅲ、aVF 导联 ST 段压低伴 T 波倒置。

心电图诊断：急性广泛前壁、高侧壁心肌梗死。

冠状动脉造影（病例图 5-2 至 5-5）：LM：正常；LAD：近段分出 S1 后 100% 闭塞；LCX：远段狭窄 90%，OM 近段狭窄 90%；RCA：近段狭窄

50% ～ 60% 之后可见溃疡病变，全程内膜不光滑。对 LAD 行 PCI 治疗。

特点分析：

LAD 在 D1 近侧闭塞即为 LAD 近段闭塞；心肌坏死范围包含前壁、前间壁和前侧壁。心电图受累范围可包含 V₁ ～ V₆ 导联 ST 段抬高，同时可见对应导联 ST 段压低。

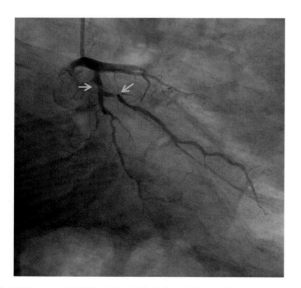

病例图 5-2   左冠状动脉右前斜加足位图。箭头示 LCX 及 OM 严重狭窄

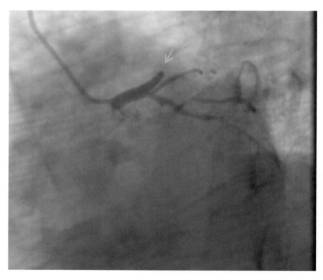

病例图 5-3   LCA 左前斜加足位图。箭头示 LAD 近段在 D1 发出前完全闭塞

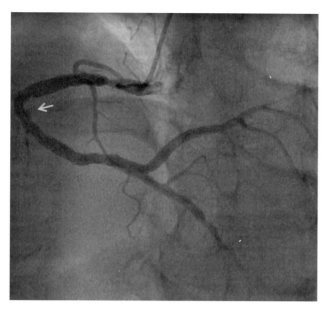

病例图 5-4　右冠状动脉头位图，箭头示 RCA 中段龛影，提示溃疡病变

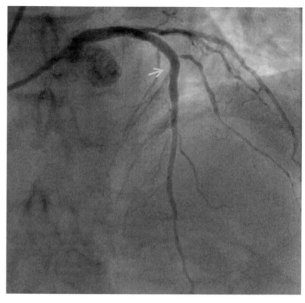

病例图 5-5　左冠状动脉前后位加头位图，箭头示 LAD 支架置入后

病例 6　Wellens 综合征

病例摘要：

患者中年男性，因间断胸痛 10 日，加重 2 日入院。既往高血压病史。入院查体：血压 138/80 mmHg，心率 58 次 / 分，心律齐。入院 CK-MB 15 U/L，cTnI 0.042 ng/ml，超声心动图：左房增大，室间隔增厚，主动脉瓣反流（轻度），左室舒张功能减退，LVEF64%。

心电图特点（病例图 6-1、6-2）：

● 窦性心动过缓；

● V_1、V_2 导联 ST 段略有抬高，Ⅰ、aVL、V_1 ～ V_4 导联 T 波双向、倒置；

● Ⅱ、Ⅲ、aVF 导联 ST 段抬高 0.05 ～ 0.1 mV。

心电图诊断：急性前壁心肌梗死。

冠状动脉造影（病例图 6-3、6-4）：LM：

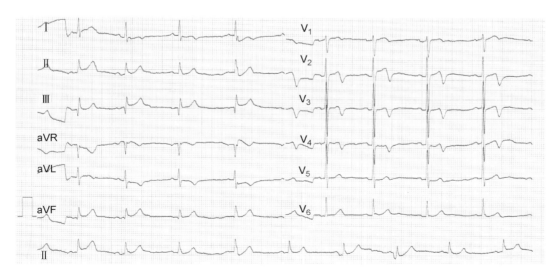

病例图 6-1　胸痛 2 天急诊就诊时心电图。心电图描述详见正文

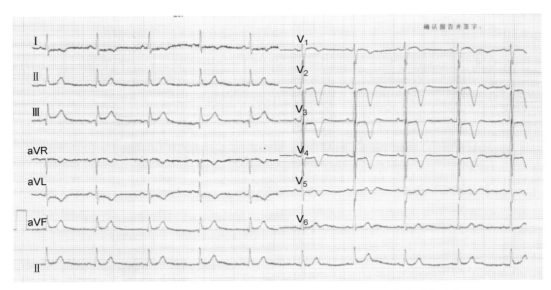

病例图 6-2　复查心电图示 V_1 ～ V_5 导联 T 波倒置加深，存在动态演变

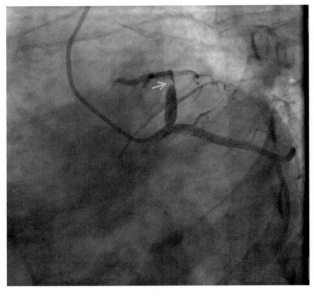

病例图 6-3　左冠状动脉左前斜加足位图，箭头示左前降支近段狭窄 90%

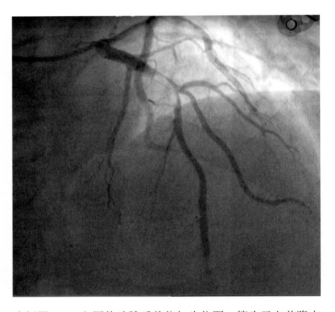

病例图 6-4　左冠状动脉后前位加头位图，箭头示左前降支近段狭窄 90%

正常；LAD：近段狭窄 90%，中段内膜不光滑；LCX：正常；RCA：内膜不光滑；对 LAD 行 PCI 治疗。

特点分析：

初看此例患者心电图根据Ⅱ、Ⅲ、aVF 导联 ST 段抬高 0.05 ～ 0.1 mV 容易考虑为急性下壁心肌梗死。通常下壁导联 ST 段抬高对应前壁导联 ST 段压低，此例患者心电图显示 V_1、V_2 导联 ST 段略有抬高，Ⅰ、aVL、V_1 ～ V_4 导联 T 波双向、倒置，后续心电图显示前壁导联 V_1 ～ V_5 导联 T 波倒置加深，存在动态演变。

此患者的罪犯病变为前降支近段，血管重度狭窄 90%，没有完全闭塞，所以心电图主要累及前壁导联。该患者冠状动脉造影图像可以看到是一个大的前降支，末端包绕心尖部，也就是我们常说的 "Wrap-around LAD"。通常长 LAD 包绕下壁或心尖部心电图特点：①除前壁导联 ST 段抬高外，下壁导联 ST 段抬高而无压低；②高侧壁导联 ST 段均无抬高。因此，也就不难解释此患者Ⅱ、Ⅲ、aVF 导联的 ST 段抬高了。

病例 7　LAD 近段完全闭塞（侧支循环）

病例摘要：

患者中年男性，主因"间断胸痛 3 天，再发 6 h"入院。患者入院前 3 日夜间出现剑突下闷痛，呈持续性，服用安乃近 1 h 后缓解。此后间断发作上述胸痛，性质同前，持续 6～8 h 可缓解。6 h 前再发，就诊于我院急诊，查心肌损伤标志物升高。

心电图特点（病例图 7-1、7-2）：

- 窦性心律，心率 62 次 / 分；
- V_2、V_3 导联 R 波低，与 V_4 导联形成明显落差；
- Ⅰ、aVL、V_3～V_6 导联 ST 段压低；
- V_2～V_6 导联 T 波浅倒置，ST-T 改变幅度以 V_2～V_5 导联最为明显。

心电图诊断：非 ST 段抬高型心肌梗死。

冠状动脉造影（病例图 7-3 至 7-5）：LM：狭窄 20%；LAD：开口 100% 闭塞；LCX：大致正常；RCA：全程弥漫狭窄 20%～30%，可见 RCA-LAD Ⅲ 级侧支形成，冠状动脉分布呈右优势型。

特点分析：

患者表现为非 ST 段抬高型急性冠脉综合征（NSTE-ACS），心电图以 ST 段压低为主要表现，累及前壁和侧壁导联，Ⅰ、aVL 导联的 ST 段虽然也有轻度压低，但压低幅度低于 V_5、V_6 导联，提示缺血主要累及前侧壁，而非高侧壁。从心电图改变可以预判为高位的 LAD 重度狭窄，通常不会预判为 LAD 完全闭塞。冠状动脉造影显示为 LAD 近段完全闭塞，但可见 RCA-LAD Ⅲ 级侧支形成，

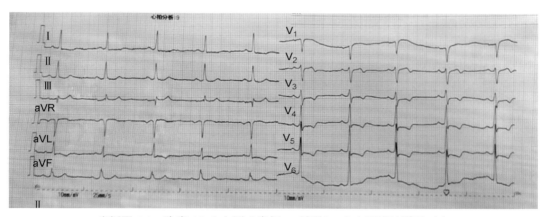

病例图 7-1　胸痛 6 h 心电图（常规 12 导联）。心电图描述详见正文

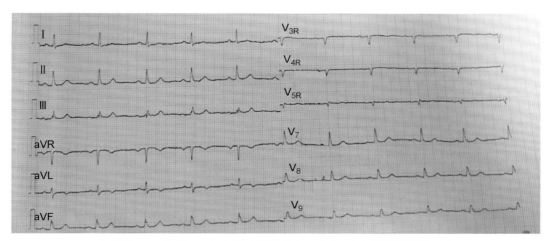

病例图 7-2　胸痛 6 h 心电图（后壁＋右心室）。心电图描述详见正文

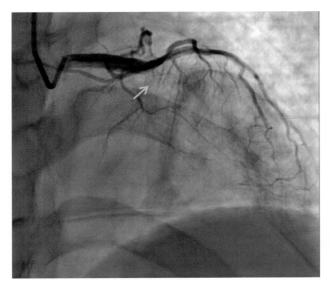

病例图 7-3　左冠状动脉正头位图，箭头示 LAD 近段 100% 闭塞

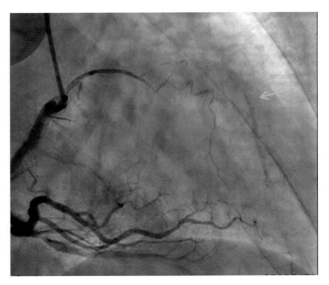

病例图 7-4　右冠状动脉右前斜位图，箭头示 RCA-LAD Ⅲ 级侧支形成

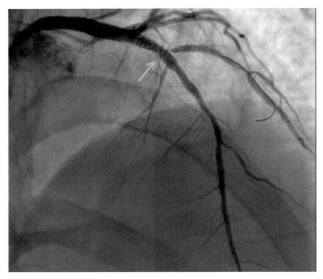

病例图 7-5　左冠状动脉正头位图，箭头示对 LAD 进行 PCI 术后

提示为高度狭窄的基础上出现完全闭塞，符合心电图缺血性改变的特点。

简要知识总结：

LAD 病变相关心肌梗死的心电图改变必然存在 $V_1 \sim V_3$ 导联的 ST-T 改变，根据闭塞部位和 LAD 的分布特点，可能累及前侧壁（$V_4 \sim V_6$）、下壁（Ⅱ、Ⅲ、aVF）以及高侧壁（Ⅰ、aVL）。

STEMI 的心电图中，有很多征象可以提示患者病情较重，其中 aVR 导联 ST 段抬高，以及对应导联 ST 段变化的数量是比较容易被忽视的一个征象。前壁心肌梗死时，如果出现上述变化，往往提示 LAD 的供血区域较大，或是合并多支病变，心肌坏死数量较多，出现心力衰竭、血流动力学不稳定的风险较高，预后可能不良；在急诊介入过程中，建议更加积极地使用循环辅助装置如 IABP。

并不是所有的急性血管完全闭塞都表现为 ST 段抬高型心肌梗死（STEMI），当有侧支循环存在时，急性完全闭塞也可以表现为 ST 段压低的缺血表现，T 波的变化提示已经出现了心肌损伤。如果出现闭塞病变表现为非 ST 段抬高的情况，往往意味着病变的血栓负荷不重，基础狭窄程度较重，斑块可能较硬，要对于导丝的通过难度形成预判，选择具有亲水涂层的导丝可能更加容易通过病变。

第二节　左回旋支（LCX）病变相关心肌梗死

左回旋支（LCX）的供血区域主要由钝缘支（OM）和 LCX 远段完成。其中，钝缘支主要为高侧壁、前侧壁供血，左室后壁、室间隔后下 1/3 主要由 LCX 远段供血。LCX 相关心肌梗死的心电图改变与病变部位关系非常大，LCX 远段局限性病变、OM 病变、LCX 近段病变，心电图表现截然不同。此外，由于非优势 LCX 供血面积相对较小，累及的心肌细胞数量较少，部分患者的心电图改变并不明显。

病例 8　急性高侧壁心肌梗死

病例摘要：

患者中年男性，主因"胸痛 8 h"入院。急诊查心电图示 Ⅰ、aVL 导联 ST 段抬高，Ⅱ、Ⅲ、aVF 及 V$_2$ ～ V$_6$ 导联 ST 段压低，查 CK-MB、cTnI 升高。既往有高脂血症病史。

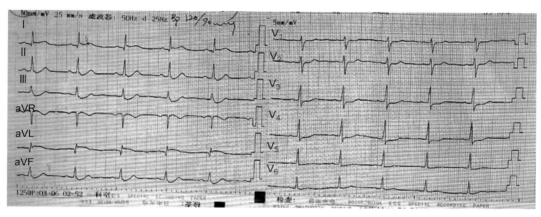

病例图 8-1　胸痛 8 h 急诊就诊时心电图。心电图描述详见正文

心电图特点（病例图 8-1）：

- 窦性心律；
- Ⅰ、aVL 导联 Q 波形成；
- Ⅰ、aVL 导联 ST 段抬高 0.1 mV，Ⅱ、Ⅲ、aVF 导联 ST 段压低，V$_2$ ～ V$_4$ 导联 ST 段压低。

心电图诊断：急性高侧壁心肌梗死。

冠状动脉造影（病例图 8-2 至 8-4）：LM：正常；LAD：近中段长病变，狭窄 50% ～ 60%；LCX：近段 100% 闭塞；RCA：全程弥漫轻中度狭窄。冠状动脉分布呈右优势型。

特点分析：

患者心电图表现为典型的急性高侧壁心肌梗

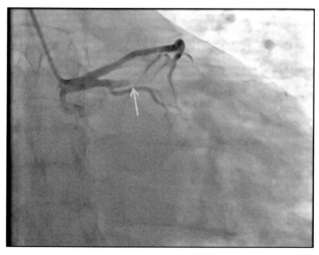

病例图 8-2　左冠状动脉右前斜加足位图，箭头示 LCX 近段 100% 闭塞

死的图形，即Ⅰ、aVL 导联 ST 段抬高，对应下壁Ⅱ、Ⅲ、aVF 导联 ST 段压低。此表现与冠状动脉造影显示 LCX 高位闭塞相符。对于 LCX 病变，近段闭塞和远段闭塞、高位 OM 闭塞或远段 OM 闭塞，心电图表现存在差异。LCX 高位闭塞，或高

位 OM 闭塞，心电图表现为经典的高侧壁心肌梗死表现。如本例患者造影所示，没有高位发出的较粗大的对角支（病例图 8-4），则前侧壁为 LCX 和 LAD 远段分支供血。当 LCX 闭塞时，前侧壁出现缺血表现。

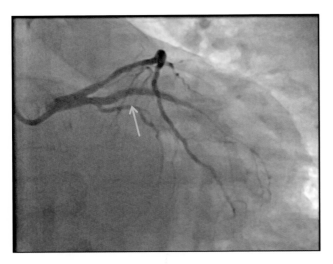

病例图 8-3　左冠状动脉右前斜加足位图，箭头示 LCX 近段 PCI 术后

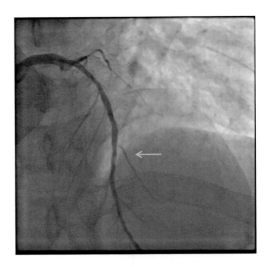

病例图 8-4　左冠状动脉头位图，箭头示 LAD 最大的对角支发出于第 7 段

病例 9　急性下壁心肌梗死

病例摘要：

患者中年男性，持续胸痛 5 h，4 h 前入急诊。既往高血压、糖尿病病史，吸烟史；入院查体：血压 130/90 mmHg，心率 90 次 / 分，心律齐；入院CK-MB 289 U/L，cTnI 18 ng/ml。超声心动图：室壁节段性运动异常（左室侧壁、后壁基底段 – 中段），升主动脉增宽，三尖瓣反流（轻度），PASP 32 mmHg，左室舒张功能减退，LVEF 50%。

心电图特点（病例图 9-1）：

- 窦性心律，心率 97 次 / 分；
- Ⅱ、Ⅲ、aVF 导联 ST 段抬高，Ⅱ 导联 ST 段的抬高幅度接近Ⅲ导联，V_6 导联 ST 段抬高；
- Ⅰ、aVL 导联 ST 段压低。

心电图诊断：急性下壁心肌梗死。

冠状动脉造影（病例图 9-2、9-3）：LM：外向重构；LAD：全程外向重构；LCX：近段外向重构，远段 100% 闭塞；RCA：全程外向重构；对LCX 行 PCI 治疗。

特点分析：

Ⅱ、Ⅲ、aVF 导联 ST 段抬高急性下壁心肌梗死诊断成立，这是由于 LCX 远段闭塞导致。此患者 LCX 较为粗大，供血区域包括左室后壁，V_6 导联 ST 段抬高可能为 V_7 导联 ST 段抬高的延续性改变。由于是 LCX 闭塞导致的下壁心肌梗死，梗死的部位与前壁的镜像关系不如 RCA 导致的下壁心肌梗死那么明显，因此前壁的 ST 段并没有明显压低；同时，Ⅰ、aVL 导联的对应性改变也不明显。此时下壁导联中Ⅱ导联为偏左侧的 LCX 所供应的，因此Ⅱ导联 ST 段抬高幅度可大于Ⅲ导联或基本上同Ⅲ导联。

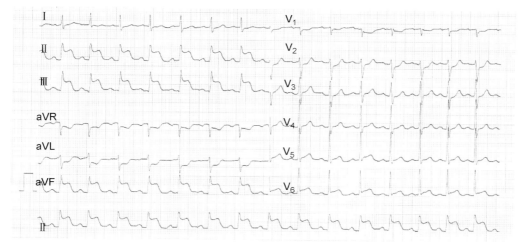

病例图 9-1 胸痛 5 h 急诊就诊时心电图。心电图描述详见正文

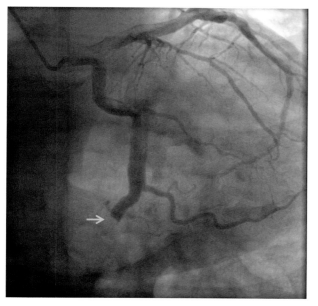

病例图 9-2 右前斜加足位图，箭头示左回旋支远段 100% 闭塞

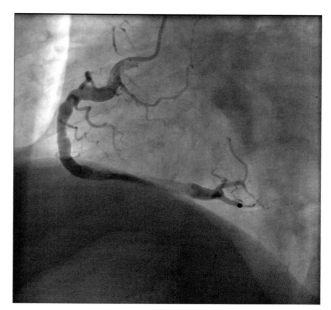

病例图 9-3 右冠状动脉左前斜位图

病例 10 不典型心电图

病例摘要：

患者中年男性，主因"胸痛 10 h"就诊。急诊查心电图示 Ⅱ、Ⅲ、aVF、V₆ 导联 ST 段压低 $0.05 \sim 0.1$ mV，cTnI 0.088 ng/ml，心肌肌钙蛋白 T（cTnT）0.139 ng/ml。既往有高脂血症病史，有吸烟、饮酒史。

心电图特点（病例图 10-1）：

- 窦性心律，心率 71 次/分；

- V₁ ～ V₃ 导联 R 波递增不良；
- Ⅱ、Ⅲ、aVF、V₆ 导联 ST 段略压低；
- aVR 导联 ST 段略抬高。

心电图诊断： 急性非 ST 段抬高型心肌梗死。

冠状动脉造影（病例图 10-2 至 10-4）： LM：内膜不光滑；LAD：开口轻度狭窄，近段管腔不规则；LCX：中段重度狭窄；RCA：管腔不规则。对 LCX 行 PCI 治疗。

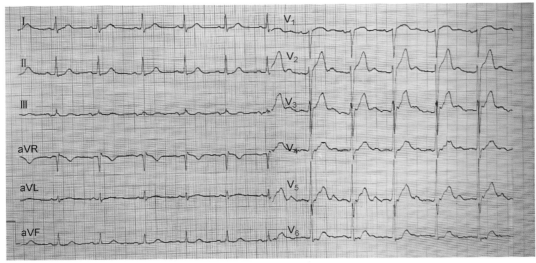

病例图 10-1   胸痛 10 h 急诊就诊时心电图。心电图描述详见正文

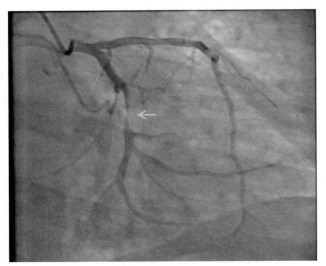

病例图 10-2   左冠状动脉右前斜加足位，箭头示 LCX 中段重度狭窄

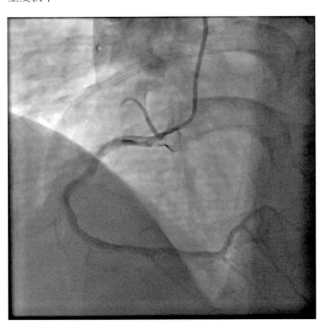

病例图 10-4   右冠状动脉左前斜加头位

特点分析：

本例患者体现了部分 LCX 病变相关心肌梗死心电图改变较为轻微的特点。患者表现为 LCX 中段重度狭窄，闭塞部位上游没有较高位的 OM 发出，同时 LAD 近段有 3 条较为粗大的对角支发出，因此在侧壁、高侧壁相关导联上的 ST 段改变不明显；同时，由于该患者为右优势型，RCA 也可以对右室侧壁、左室下后壁等部位供血，下壁导联的 ST 段改变同样不明显。此类心电图很容易被漏诊。

此外，本患者的 V_2、V_3 导联 R 波幅度无明显增大，V_3 导联 r/S < 1，V_4 导联 R 波明显增高，R/S > 1，可以认为 $V_1 \sim V_3$ 导联 R 波递增不良，结合 $V_1 \sim V_3$ 导联存在 J 点上移的情况，可能被误诊为前壁心肌梗死。但是此判断与冠状动脉造影结果不符，$V_1 \sim V_3$ 导联 J 点上移实为早复极表现，此部分内容在后面章节会有相应阐述。

病例 11 类左主干病变心电图

病例摘要：

患者老年女性，主因"间断胸痛 9 年，再发 3 h 入院"。患者 9 年前因不稳定型心绞痛行 PCI 治疗，3 年前再发，再次行 PCI 治疗，共置入支架 9 枚。3 h 前再发胸痛，持续不缓解。急诊查心肌损伤标志物升高。

心电图特点（病例图 11-1、11-2）：

● 窦性心律，心率 82 次 / 分；

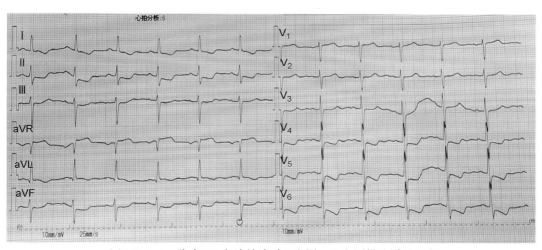

病例图 11-1　胸痛 3 h 急诊就诊时心电图。心电图描述详见正文

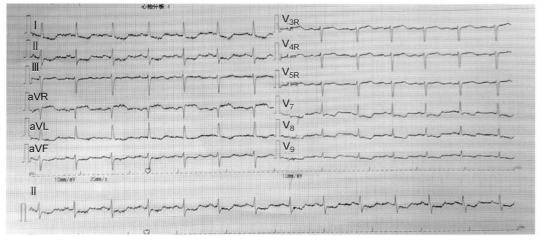

病例图 11-2　胸痛 3 h 急诊就诊时心电图。心电图描述详见正文

- Ⅰ、aVL 导联 ST 段略压低，T 波倒置；
- Ⅱ、Ⅲ、aVF 导联 ST 段压低，T 波正向；
- V₄～V₆、V₇～V₉ 导联 ST 段压低，T 波双向。

心电图诊断：急性非 ST 段抬高型心肌梗死。

冠状动脉造影结果（病例图 11-3 至 11-5）：LM：狭窄 20%～30%；LAD：近中段原支架内再狭窄 40%～50%，远段局限性狭窄 80%；LCX：近段狭窄 90%；OM 弥漫狭窄 60%～70%；RCA：全程弥漫病变，远段狭窄 30%～40%，PL 开口狭窄 50%，PDA 开口狭窄 50%。

特点分析：

LCX 病变的心电图改变有时会被误认为多支血管病变或左主干病变，主要的原因是 LCX 病变可以同样表现为多个导联（＞5 个）的 ST 段压低，aVR 导联 ST 段抬高，没有明显的对应导联关系。但是，LCX 病变与 LM 病变，或涉及 LAD 病变的多支血管病变的心电图的主要区别在于是否存在前壁导联，即 V₁～V₃ 导联的受累。此外，LCX 病变相关的 ST 段改变幅度通常较低，一般不超过 3 mV。从本例患者中，主要变化导联包括了 Ⅰ、aVL、Ⅱ、Ⅲ、aVF，以及 V₄～V₉，涉及了下、后、侧壁的供血，符合 LCX 的供血范围。

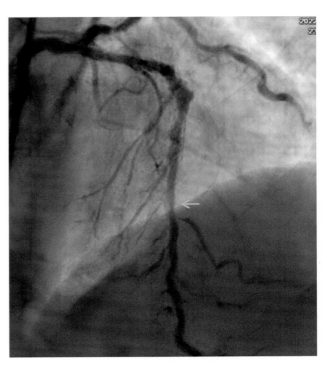

病例图 11-4　LCA 造影头位，箭头示 LAD 远段局限性狭窄

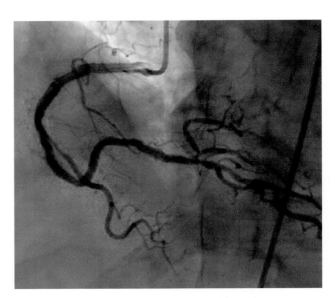

病例图 11-5　RCA 造影左前斜头位

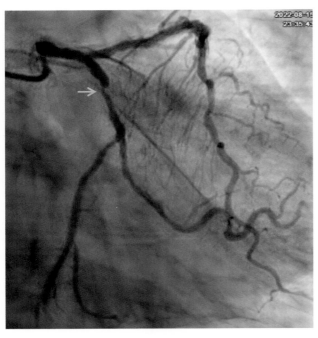

病例图 11-3　LCA 造影右前斜加足位，箭头示 LCX 近段重度狭窄

简要知识总结：

与 LAD 的中远段血管几乎必然为前壁、前间壁供血不同，LCX 的供血范围变异性很大，因此其相关心肌梗死的心电图也表现出很大的变异性。当存在 LCX 近段（第 11 段）发出的 OM 受到累及时，可以影响前侧壁及高侧壁；仅有 LCX 远段（第 13 段）发出的 OM 受到累及时，主要影响下、后、侧壁；单纯 LCX 远段受到累及时，主要影响

下壁。

部分患者可以从心电图上预判为 LCX 病变，尤其是当患者存在多导联 ST 段压低，aVR 导联 ST 段抬高，且 ST 段偏移幅度较小时，可考虑 LCX

病变的可能，但需要与 LM 或三支病变进行鉴别。部分 LCX 闭塞的心电图表现非常细微，容易被忽视，在判断 LCX 相关病变时，不仅要关注 ST 段偏移的幅度，更要关注 ST 段的形态。

第三节 右冠状动脉（RCA）病变相关心肌梗死

右冠状动脉（RCA）主要负责左右心室下壁、后间隔、后壁的供血。由于 RCA 的功能血管，如房室结支、右室支等血管的发出部位相对固定，因此 RCA 不同部位的病变其临床表现存在明显差异，处理方法和临床预后也不尽相同。此外，临床上很重要的一个鉴别诊断是急性下壁梗死的罪犯血管预判。急性下壁心肌梗死可以是 RCA 或 LCX 动脉闭塞引起的。房室结动脉约 90% 由 RCA 发出，10% 由 LCX 发出，RCA 近中段病变常影响房室结血供而导致房室传导阻滞；此外，根据 ST 段改变，Fiol 法鉴别急性下壁心肌梗死罪犯血管 3 步法如下[1-2]：

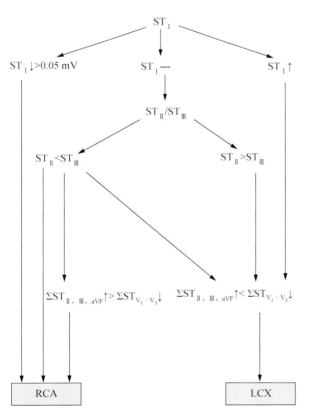

↓ST段压低，— ST段等电位线，↑ST段抬高

下壁 AMI 心电图 II 导联 ST 段抬高幅度 < III 导联 ST 段抬高幅度和（或）I 导联 ST 段压低幅度 < aVL 导联 ST 段压低幅度可特异地判定罪犯血管为 RCA 闭塞[3]。下壁心肌梗死心电图 V_3 导联 ST 段压低幅度 / III 导联 ST 段抬高幅度比值 < 0.5 可预测 RCA 近端闭塞。此时产生明显向右下的 ST 段向量，使 ST_{III} 的抬高 > ST_{II}，敏感性为 87.0%，特异性为 95.2%；I、aVL 导联 ST 段压低 > 0.1 mV；由于 ST 段向量向右下，与之对应的 aVL 导联 ST 段的压低更为明显，表现为 ST_{aVL} > ST_I。$V_1 \sim V_3$ 导联最大 ST 段压低等于 2 mm，对于后壁急性心肌梗死诊断的特异性达 90% 以上。下壁合并后壁梗死时，下壁导联 ST 段抬高，伴有 $V_1 \sim V_3$ 导联 R 波逐渐增高、增宽且 ST 段压低。某些左室后侧支供血至侧壁，此时出现 $V_5 \sim V_6$ 导联 ST 段抬高。$ST_{II、III、aVF}$ 的抬高之和 > $ST_{V_1 \sim V_3}$ 压低之和的敏感性最高（91.3%）。由于 RCA 闭塞导致的下壁梗死与前壁的镜像关系较 LCX 闭塞导致的下壁梗死与前壁的镜像关系差，因此 $\Sigma ST_{II、III、aVF}$↑ > $\Sigma ST_{V_1 \sim V_3}$↓，同时也表现为 ST_{III} 抬高 > ST_{V_3} 的压低。

参考文献

[1] 刘兆军，王虹，刁青，等. 急性下壁、后壁、右室心肌梗死相关动脉血管特点分析 [J]. 中国实用医药，2010，16（5）：133-134.
[2] 刘丽，张慧敏，张密林. 估测急性心肌梗死面积的方法及其临床应用 [J]. 临床荟萃，2006，21（7）：527-528.
[3] Hertz I, Assali AR, Adler Y, et al. New electrocardiographic criteria for predicting either the right or left circumflex artery as the culprit coronary artery in inferior wall acute myocardial infarction [J]. Am J Cardiol, 1997, 80: 1343-1345.

病例 12 急性下壁、侧后壁心肌梗死伴三度房室传导阻滞

病史摘要:

患者中年男性,持续胸痛 5 h,4 h 前入急诊。既往高脂血症病史,吸烟史。入院查体:血压 135/90 mmHg,心率 65 次 / 分,心律齐。就诊时心电监测示心室颤动,电除颤后恢复窦性心律,血压 80/60 mmHg。超声心动图:室壁节段性运动异常(左室下壁基底段-心尖段,后壁、侧壁基底段-中段),左室略大,左室舒张功能减退,LVEF 46%。

心电图特点(病例图 12-1、12-2):

- 窦性心律,三度房室传导阻滞,心室率 42 次 / 分。
- Ⅱ、Ⅲ、aVF 导联 QRS 波起始部可见 Q 波,Ⅲ 导联 Q 波时限大于 0.04 s,> 1/4R 波。
- Ⅱ、Ⅲ、aVF 导联 ST 段弓背向下的抬高 > 0.2 mV,$ST_Ⅲ > ST_Ⅱ$;$V_4 \sim V_6$ 导联 ST 段弓背向上的抬高 > 0.1 mV,$ST_{V6} > ST_{V5}$;V_{3R}、V_{4R}、V_{5R} 导联 ST 段弓背向下的抬高

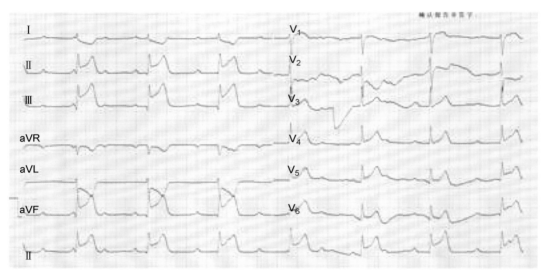

病例图 12-1　胸痛 1 h 急诊就诊时心电图(常规 12 导联)。心电图描述详见正文

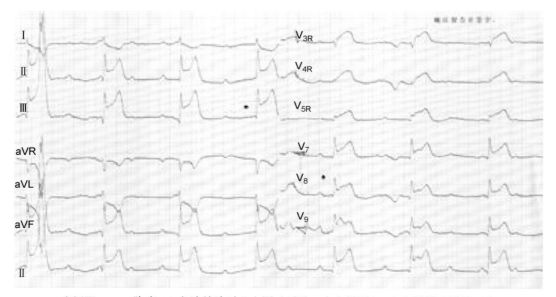

病例图 12-2　胸痛 1 h 急诊就诊时心电图(后壁、右室导联)。心电图描述详见正文

＞ 0.1 mV，$ST_{V_{3R}}$ ＞ $ST_{V_{4R}}$；$V_7 \sim V_9$ 导联 ST 段弓背向下的抬高＞ 0.1 mV；抬高的 ST 段与 T 波形成单相曲线。

- $V_1 \sim V_3$ 导联 R 波逐渐增高、增宽且 ST 段压低，$V_4 \sim V_6$ 导联 R 波递增不良。
- Ⅰ、aVL、$V_1 \sim V_2$ 导联 ST 段呈水平或下斜型压低，Ⅰ、aVL 导联 ST 段压低＞ 0.1 mV，ST_{aVL} ＞ $ST_Ⅰ$，T 波低平或双向。

心电图诊断：急性下壁、侧壁、右室、后壁心肌梗死伴三度房室传导阻滞。

冠状动脉造影（病例图 12-3、12-4）：LM：正常；LAD：正常；LCX：正常；RCA：近段 100% 闭塞；对 RCA 行 PCI 治疗。

特点分析：

从 Ⅱ、Ⅲ、aVF 导联异常 Q 波，Ⅱ、Ⅲ、aVF、$V_4 \sim V_6$、$V_{3R} \sim V_{5R}$、$V_7 \sim V_9$ 导联 ST 段弓背向下抬高，与 T 波形成单相曲线的特点，下壁、侧壁、右室及后壁心肌梗死诊断明确。急性下壁、右室、正后壁心肌梗死的梗死相关血管可为 RCA、LCX、LAD，其中 RCA 闭塞占 83.1%，本例冠状动脉造影证实罪犯血管为 RCA。此心电图具有 RCA 闭塞导致的急性下壁、右室及后壁心肌梗死的 3 大特点：合并缓慢性心律失常；Ⅲ 导联 ST 段抬高超过 Ⅱ 导联；RCA 闭塞引起下壁梗死常伴有 Ⅰ、aVL 导联的 ST 段"镜像性"压低。

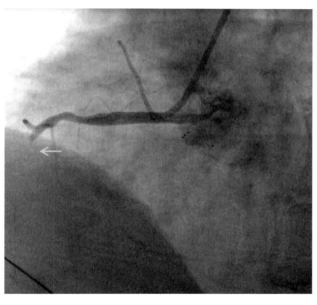

病例图 12-3　右冠状动脉左前斜位图，箭头示右冠状动脉近段完全闭塞

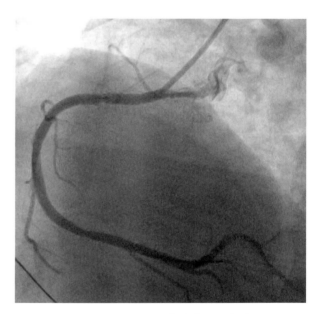

病例图 12-4　右冠状动脉 PCI 术后

病例 13　急性下壁、正后壁、前侧壁心肌梗死

病例摘要：

患者老年女性，因突发胸痛 7 h 入急诊。急诊查血压 110/70 mmHg，心率 92 次 / 分，心律齐；查 cTnI 升高。既往吸烟史。

心电图特点（病例图 13-1、13-2）：

- 窦性心律，心率 86 次 / 分；
- $V_2 \sim V_4$ 导联 R 波明显增高；

- Ⅱ、Ⅲ、aVF、$V_5 \sim V_9$ 导联 ST 段抬高 0.1 ～ 0.5 mV，V_{5R} 导联 ST 段呈弓背向上抬高 0.1 mV；
- Ⅰ、aVL、$V_1 \sim V_4$ 导联 ST 段压低；
- V_{3R} 和 V_{4R} 导联 T 波倒置。

心电图诊断：急性下壁、正后壁、前侧壁心肌梗死。

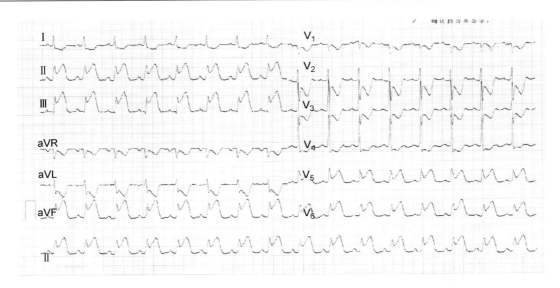

病例图 13-1 急诊就诊时心电图（常规 12 导联）。心电图描述详见正文

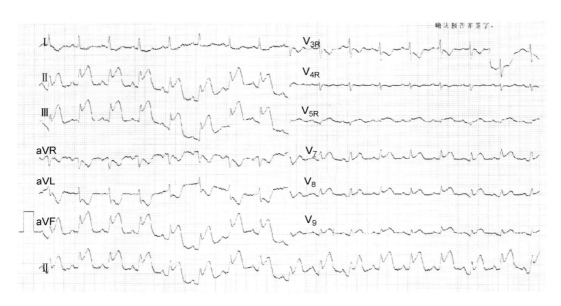

病例图 13-2 急诊就诊时心电图（后壁、右室导联）。心电图描述详见正文

冠状动脉造影（病例图 13-3 至 13-5）： LM：钙化；LAD：近段狭窄 60%，中段弥漫病变，明显钙化，狭窄 80%，LAD-RCA 侧支形成；LCX：内膜不光滑，远段 OM 发出后狭窄 70% ～ 80%，LCX-RCA 侧支形成；RCA：近中段明显钙化，远段第二转折处 100% 闭塞；对 RCA 行急诊 PCI 治疗。

特点分析：

根据急性发作期心电图上 Ⅱ、Ⅲ、aVF、V_5 ～ V_9 导联 ST 段抬高，急性下壁、正后壁和前侧壁心肌

梗死诊断明确。

由于 RCA 在发出右室支后完全闭塞，因此虽然 V_{5R} 导联 ST 段抬高，但 V_{4R} 导联没有 ST 段抬高的改变，临床上也没有出现低血压等右室梗死的相关血流动力学改变。因此在右室梗死的诊断中，心电图 V_{4R} 的表现比 V_{5R} 更为重要。由于正后壁的心肌梗死 R 波降低，ST 段的抬高，镜像反映在前壁 V_2 ～ V_4 导联上，呈现 R 波增高、ST 段的压低。

从冠状动脉造影上看由于患者为右优势型，左

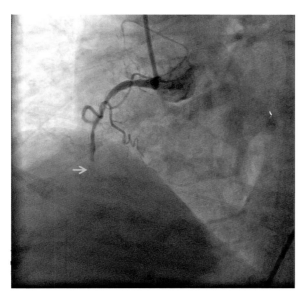

病例图 13-3　右冠状动脉左前斜位图，箭头示右冠状动脉中远段 100% 闭塞

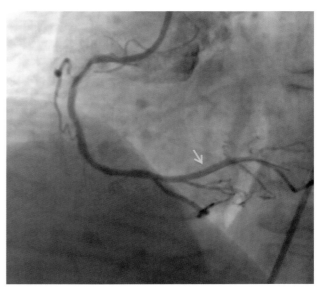

病例图 13-4　PCI 术后右冠状动脉左前斜位图，箭头示右冠状动脉发出较大左室后支

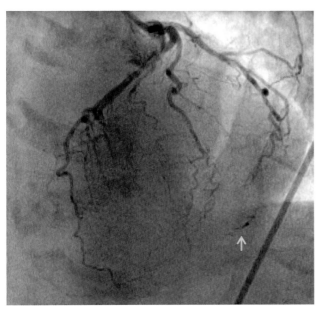

病例图 13-5　左冠状动脉左前斜加头位图，箭头示 LCX-RCA Ⅱ级侧支形成

室后支发自右冠状动脉且血管一直延伸到前侧壁近心尖部，因此 V₅ ～ V₆ 导联的 ST 段也呈现抬高。虽然本例中 LAD 和 LCX 均向 RCA 有侧支发出，但心电图仍出现明显的 ST 段抬高，提示上述侧支循环效率并不高，本次心肌梗死前的下壁、后壁供血仍以 RCA 为主导；但是侧支循环的出现也提示患者 RCA 长期存在严重狭窄性病变，可能存在较好的缺血预适应，减少心肌细胞的坏死量，同时再灌注损伤的风险也会相对降低。

病例 14　急性下壁心肌梗死（单纯 PDA 病变）

病例摘要：

患者老年女性，主因"间断劳力性胸痛 1 年，加重 17 h"入院。查心电图示：Ⅱ、Ⅲ、aVF 导联 ST 段抬高，诊断为急性下壁、右室心肌梗死，行急诊介入治疗。既往有高血压病史 15 年。

心电图特点（病例图 14-1 至 14-3）：

- 窦性心律，心率 49 次 / 分；
- Ⅱ、Ⅲ、aVF 导联 Q 波形成；

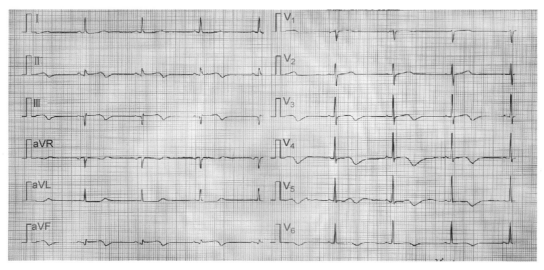

病例图 14-1　胸痛 17 h 急诊就诊时心电图（常规 12 导联）。心电图描述详见正文

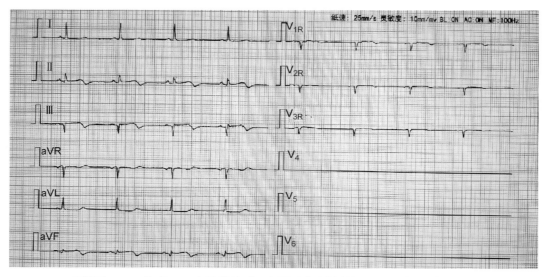

病例图 14-2　胸痛 17 h 急诊就诊时心电图（右室导联）。心电图描述详见正文

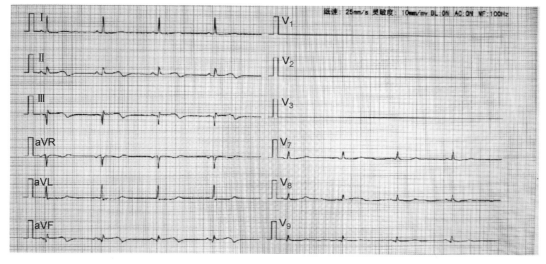

病例图 14-3　胸痛 17 h 急诊就诊时心电图（后壁导联）。心电图描述详见正文

- Ⅱ、Ⅲ、aVF 导联 ST 段抬高，T 波双向；
- Ⅰ、aVL 导联 ST 段略压低，V₃～V₆ 导联 T 波双向-倒置。

心电图诊断：急性下壁心肌梗死。

冠状动脉造影（病例图 14-5 至 14-8）：LM：正常；LAD：近中段重度狭窄，D1 临界病变；LCX：非优势型；RCA：PDA 近段完全闭塞。

特点分析：

本患者心电图显示Ⅱ、Ⅲ、aVF 导联 ST 段抬高，Ⅰ、aVL 导联 ST 段压低，表现为单纯的下壁心肌梗死；此种情况仅见于单纯 PDA 闭塞或 LCX 远段闭塞，结合其Ⅲ导联 ST 段抬高幅度大于Ⅱ

导联，进一步定位于 PDA。造影时我们看到 LCX 发育细小，通过预先的心电图判断，我们不认为 LCX 存在齐根闭塞的未显影血管。

患者的胸前导联存在 T 波改变，变化最为显著的导联是 V₃～V₅ 导联，从定位角度无法用血管解释；V₇～V₉ 导联 ST 段大致正常，胸前导联的 ST-T 改变也无法用正后壁心肌梗死心电图变化延续来解释。1 个月后复查心电图显示Ⅱ、Ⅲ、aVF 导联 ST 段已经基本回到等电位线，但胸前导联 ST-T 改变依然存在，考虑与本次心肌梗死无关（病例图 14-4）。

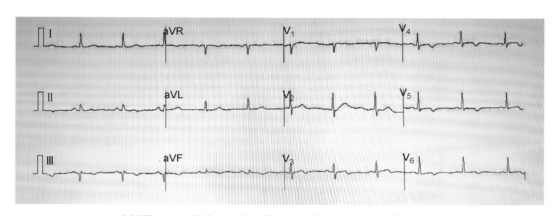

病例图 14-4　发病 1 个月后复查心电图。心电图描述详见正文

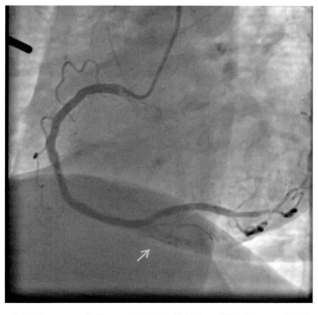

病例图 14-5　术前 RCA 造影左前斜位，箭头示 PDA 闭塞

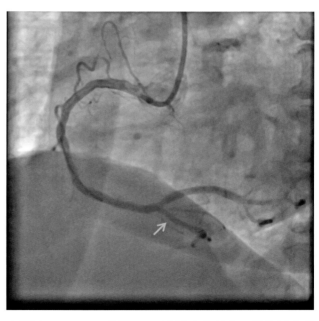

病例图 14-6　PCI 术后 RCA 造影左前斜位，箭头示术后 PDA

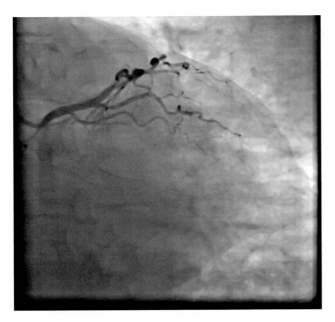

病例图 14-7　LCA 造影右前斜加足位，显示 LCX 细小

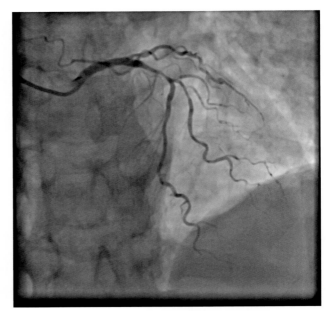

病例图 14-8　LCA 造影正头位

病例 15　急性下壁、后壁心肌梗死（单纯 PL 病变）

病例摘要：

患者老年男性，间断胸痛 3 年，再发持续 4 h 入院。既往高血压、高脂血症病史，吸烟史，曾因病态窦房结综合征植入永久性心脏起搏器。入院查体：血压 102/62 mmHg，心率 64 次 / 分，心律齐。入院 cTnI 升高。

心电图特点（病例图 15-1、15-2）：

● 窦性心律与 AAI 起搏心律交替出现；

● Ⅱ、Ⅲ、aVF、$V_7 \sim V_9$ 导联 ST 段抬高，Ⅲ 导联 ST 段抬高 > Ⅱ 导联 ST 段抬高；

● V_5、V_6 导联 J 点抬高。

心电图诊断：急性下壁、后壁心肌梗死。

冠状动脉造影（病例图 15-3、15-4）：LM：正常；LAD：近段狭窄 80%，D1 近段狭窄 80%；LCX：近段狭窄 90%，远段次全闭塞，OM1 近段狭窄 80%；RCA：近中段管壁不光滑，PL 100% 闭塞；对 RCA-PL 行急诊 PCI 治疗。

特点分析：

冠状动脉造影结果提示右冠状动脉远端出现闭塞导致急性下壁、正后壁心肌梗死。由于侧壁的血流受到一定的影响，因此 V_5、V_6 导联出现缺血性 J 波。Ⅲ 导联 ST 段抬高 > Ⅱ 导联 ST 段抬高，符合右冠状动脉病变导致急性下壁心肌梗死的特点。患者 LCX 远段次全闭塞，但血管细小，供血范围较小，与心电图变化无关。

简要知识总结：

RCA 病变相关的心肌梗死通常会累及下壁，其他受累范围根据病变部位和 PL 的分布区域存在差异。由于窦房结支、右室支等功能性血管发自 RCA 近中段（第 1、2 段），因此严重缓慢性心律失常更容易发生于高位 RCA 闭塞性病变；中段以下的 RCA 病变很少会累及右室。

RCA 相关心肌梗死最常见的并发症是缓慢性心律失常和低血压。当患者表现为持续性三度房室传导阻滞（AVB）时往往血压偏低，存在心室颤动的风险，建议更加积极地进行临时起搏器治疗。有右室受累的低血压更为顽固，相对大量补液联合升压药物是纠正低血压的主要方法；没有右室受累的下壁心肌梗死相关的低血压，对于容量的需求相对小，少量的升压药物即可维持血压。补液治疗之前需要评估左冠状动脉的病变情况，以判断心脏对于容量负荷的耐受程度。

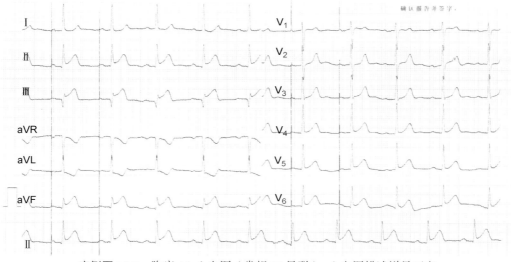

病例图 15-1 胸痛 4 h 心电图（常规 12 导联）。心电图描述详见正文

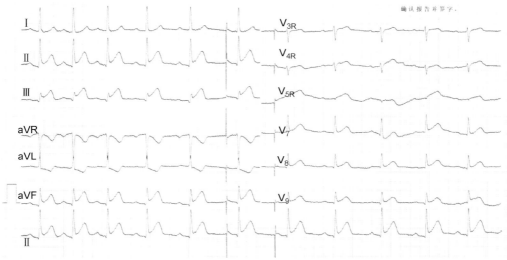

病例图 15-2 胸痛 4 h 心电图（后壁、右室导联）。心电图描述详见正文

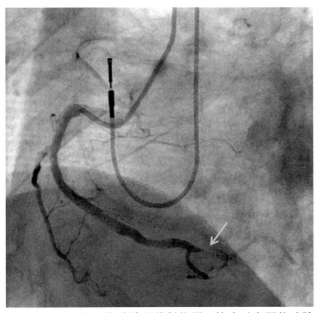

病例图 15-3 右冠状动脉左前斜位图，箭头示右冠状动脉左室后侧支 100% 闭塞

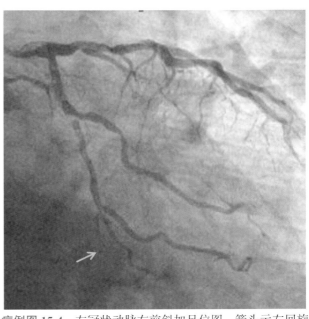

病例图 15-4 左冠状动脉右前斜加足位图，箭头示左回旋支远段次全闭塞

第四节　左主干病变相关心肌梗死

左主干病变相关 ACS 的特征性心电图表现主要包括 2 点：① aVR 导联 ST 段抬高；② 多导联 ST 段压低。现有研究认为 aVR 导联 ST 段抬高是左主干严重狭窄及急性闭塞最为重要的心电指标之一，但是 aVR 导联的 ST 段抬高在某些 LCX 闭塞，以及如急性肺栓塞等其他疾病中也可出现。

在 2009 年美国心脏协会（AHA）/美国心脏病学会基金会（ACCF）/美国心律学会（HRS）关于心电图标准化和解读指南及 2017 年欧洲心脏病学会（ESC）关于急性 ST 段抬高型心肌梗死管理指南中均明确提出了体表导联有 8 个或者以上导联 ST 段压低 ≥ 0.1 mV，同时伴有 aVR 和（或）V_1 导联上抬，考虑左主干或者多支血管病变。因此，临床上有 "8 + 2" 心电图特点高度提示冠心病左主干或 3 支病变的说法。

病例 16　左主干严重狭窄致心绞痛

病例摘要：

患者老年男性，因 "间断胸痛 21 年，加重 4 周" 入院。患者因反复胸痛症状发作，曾行 2 次 PCI 治疗，术后冠心病二级预防治疗，4 周来再次反复胸痛发作入院。既往高血压、糖尿病病史，吸烟史，入院查体：血压 118/82 mmHg，心率 75 次/分，心律齐。病例图 16-1 为患者心绞痛发作时心电图，病例图 16-2 为患者症状缓解时心电图。入院后患者静息状态下反复心绞痛发作，并出现急性左心衰竭、心室颤动，急诊行冠状动脉造影。入院 cTnI 升高。超声心动图：左房增大，左室壁增厚，左室舒张功能减退，LVEF 64%。

心电图特点：

病例图 16-1：患者胸痛发作时的 12 导联心电图

- 窦性心律；
- V_1 导联 P 波终末电势（Ptf_{V_1}）> - 0.04 mV，左房扩大；
- aVR 导联 ST 段抬高 0.1 mV；
- Ⅰ、Ⅱ、Ⅲ、aVF、V_2 ~ V_6 导联 ST 段均压低，以 Ⅱ、V_4 ~ V_6 导联最明显（> 0.2 mV）；
- aVL 导联 ST 段无明显压低。

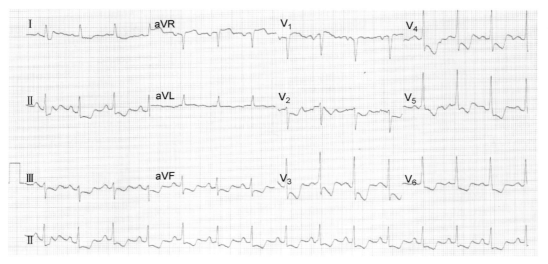

病例图 16-1　患者胸痛发作时的 12 导联心电图

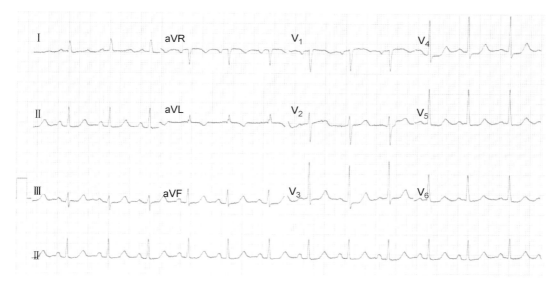

病例图 16-2 患者胸痛缓解时的 12 导联心电图

病例图 16-2：患者胸痛缓解，窦性心律；各导联 ST 段基本回到等电位线。

心电图诊断：NSTE-ACS。

冠状动脉造影（病例图 16-3 至 16-5）：LM：体部狭窄 90%，可见血栓影；LAD：近端支架内完全闭塞；LCX：中段完全闭塞，TIMI 血流 1 级；RCA：近中段内膜不光滑；IABP 支持下对 LM、LAD 行 PCI 治疗。

特点分析：

左主干病变是冠心病当中的严重病变，一旦闭塞，常常导致严重后果，甚至死亡。左主干病变的心电图表现有其特殊性。

典型的左主干严重狭窄的心电图改变特点：ST_{aVR} 抬高 ≥ 0.1 mV 且 ST_{aVR} 抬高 > ST_{V_1} 抬高，伴①广泛导联（> 5 个导联）ST 段压低（Ⅰ、Ⅱ、$V_4 \sim V_6$），亦即高侧壁、下壁及前壁的广泛心肌

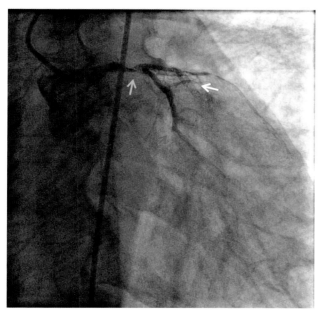

病例图 16-3 左冠状动脉右前斜加足位。黄色箭头示左主干 90% 狭窄；白色箭头示 LAD 支架近端完全闭塞；红色箭头示 LCX 中段完全闭塞

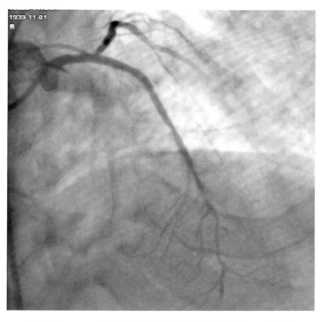

病例图 16-4 左冠状动脉右前斜加头位（PCI 术后）

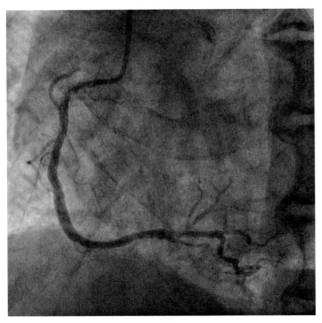

病例图 16-5　右冠状动脉左前斜位图

病例 17　左主干急性闭塞导致广泛前壁和正后壁心肌梗死

缺血；或② $V_2 \sim V_6$ 导联 ST 段压低，以 $V_4 \sim V_6$ 导联最明显（＞ 0.2 mV）及 Ⅱ、Ⅲ、aVF 导联 ST 段压低（以 Ⅱ 导联最明显），aVL 导联 ST 段常压低不明显或无压低。

aVR 导联 ST 段抬高可作为左主干病变的一个重要指标。aVR 导联对应于右室流出道和室间隔基底部，aVR 导联 ST 段改变可见于室间隔基底部缺血或梗死。左主干病变时，LAD 和 LCX 供血受累，ST 段偏移方向指向 aVR 导联，可使 aVR 及 V_1 导联的 ST 段均抬高，但是通常 ST 段抬高程度 aVR ＞ V_1；此外左主干次全闭塞的重要表现就是广泛多导联的 ST 段明显压低。

病例摘要：

患者中年男性，因"胸痛 1 h"急诊入院。于急救车血压测不出，给予静脉多巴胺治疗。到达急诊时血压 79/57 mmHg，心率 70 次 / 分。既往有高血压病史，吸烟史。入院心肌损伤标志物升高。根据心电图诊断为急性广泛前壁心肌梗死，心源性休克，放置 IABP 治疗。立即急诊行冠状动脉造影并置入支架治疗。造影结果见下文。于 LM-

LAD 置入支架一枚，造影示 LAD、LCX 远端血流缓慢，TIMI2 ～ 3 级。介入治疗后患者仍有低血压、低氧血症、阵发性室性心动过速发作，给予对症治疗。但患者最终仍死于心力衰竭、心源性休克。

心电图特点（病例图 17-1、17-2）：
- 非阵发性交界区心动过速；
- Ⅰ、aVL、$V_2 \sim V_6$ 导联 ST 段明显抬高，$V_7 \sim V_9$ 导联 ST 段抬高；

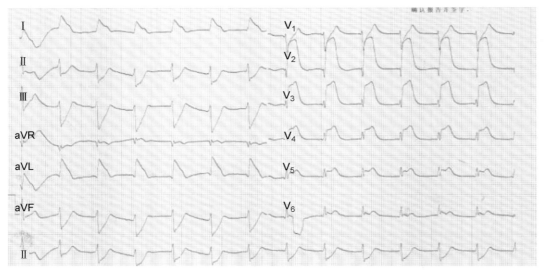

病例图 17-1　胸痛 1 h 心电图。肢体导联和胸前导联

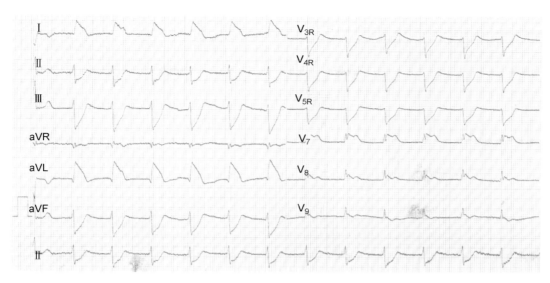

病例图 17-2 胸痛 1 h 来诊心电图

- Ⅰ、aVL 导联抬高的 ST 段与 QRS 波融合，出现类似室内传导阻滞的宽 QRS 波群。V₂～V₅ 导联抬高的 ST 段、高尖的 T 波与 QRS 波融合，形成墓碑样心电图；
- Ⅱ、Ⅲ、aVF、V₃ᵣ～V₅ᵣ 导联 ST 段均压低，与 QRS 波融合，形成类似室内传导阻滞的图形。

心电图诊断：急性广泛前壁、高侧壁、正后壁心肌梗死。

冠状动脉造影（病例图 17-3 至 17-5）：LM：远段完全闭塞，LAD、LCX 无显影；RCA 非优势型；冠状动脉分布左优势型。对左冠状动脉行急诊 PCI 治疗，于 LM-LAD 置入支架一枚，造影示 LAD、LCX 远端血流缓慢，TIMI 2～3 级。

特点分析：

左主干急性闭塞的心电图表现，主要是在前壁心肌梗死基础上，判断出是 LAD 近段还是 LM 闭塞，其关键是能否识别有无 LCX 的严重缺血或梗死的心电图表现。此患者心电图在广泛前壁心肌梗死基础上，又合并了正后壁心肌梗死，表现为

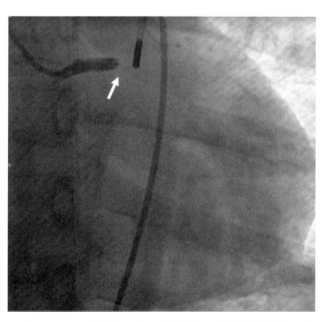

病例图 17-3 左冠状动脉正足位图，箭头示左主干完全闭塞

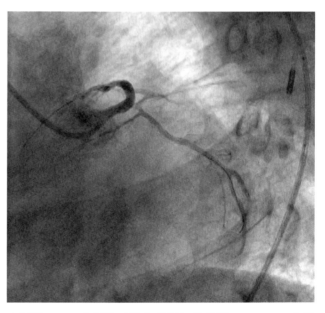

病例图 17-4 左冠状动脉左前斜加足位图，LM-LAD 支架置入术后

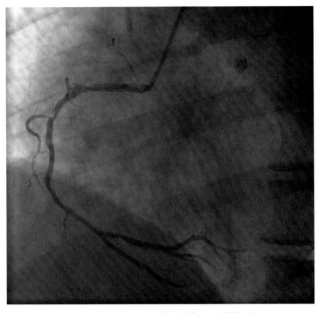

病例图 17-5　右冠状动脉左前斜位图

$V_7 \sim V_9$ 导联 ST 段抬高。

18 导联心电图显示 I、aVL、$V_2 \sim V_9$ 导联 ST 段显著抬高，提示为左主干急性闭塞（LAD 及非优势 LCX 闭塞）。

如果是广泛前壁导联 ST 段抬高合并下后侧壁心肌梗死，18 导联心电图显示 $V_1 \sim V_9$ 导联 ST 段抬高及下壁导联 ST 段抬高，且 ST 段抬高幅度 II＞III，提示为左主干急性闭塞（LAD 及优势型 LCX 闭塞）。

有研究显示左主干闭塞引起急性心肌梗死患者中，ST 段抬高幅度 $V_6/V_1 \geqslant 1$ 占 75%，而 LAD 闭塞引起急性心肌梗死患者中仅占 11.4%。ST 段抬高幅度 $V_6/V_1 \geqslant 1$ 对左主干闭塞的诊断敏感性较高，但特异性相对较低。

病例 18　左主干次全闭塞导致急性心肌梗死

病例摘要：

患者中年男性，因"间断胸痛 20 日，加重 3 h"入院。既往高脂血症病史，吸烟史，入院查体：嗜睡，血压 80/50 mmHg，心率 110 次/分，心律齐。诊断为急性 ST 段抬高型心肌梗死（高侧壁、左主干病变不除外），出现心室颤动 2 次，给予电除颤及心肺

复苏，IABP 辅助下行冠状动脉造影。入院查心肌损伤标志物升高。超声心动图显示：室壁节段性运动异常（左室前壁、前间壁中段-心尖段），LVEF 40%。

心电图特点（病例图 18-1、18-2）：

● 非阵发性交界区心动过速；

● I、aVL 导联 ST 段明显抬高，aVR 导联 ST

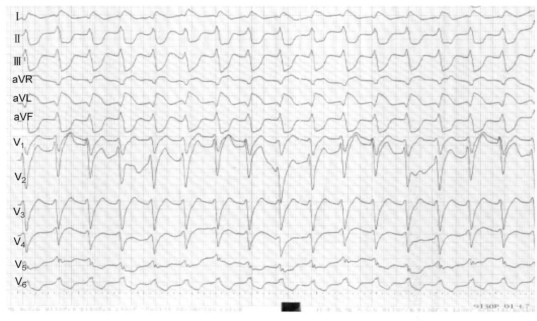

病例图 18-1　胸痛 3 h，肢体和胸前导联心电图

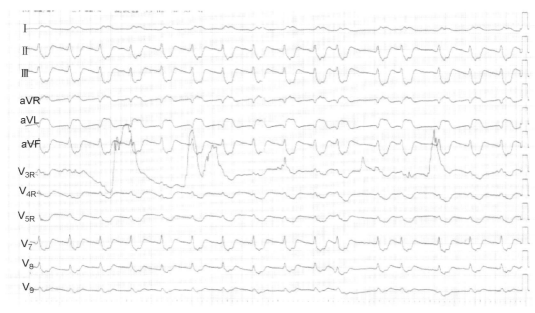

病例图 18-2 胸痛 3 h，肢体、正后壁和右胸导联心电图

段明显抬高；

- Ⅱ、Ⅲ、aVF、V₅ ～ V₉、V₃R ～ V₅R 导联 ST 段均压低；
- 抬高或压低的 ST 段与 QRS 波融合，形成类似 QRS 波增宽，室内传导异常的假象。

心电图诊断：急性 ST 段抬高型心肌梗死（高侧壁、左主干病变不除外）。

冠状动脉造影（病例图 18-3、18-4）：LM：次全闭塞；LAD：近段狭窄 90%；LCX：内膜不光滑；

RCA：远段狭窄 50%；对 LM、LAD 行急诊 PCI 治疗。

特点分析：

此例患者心电图初看 Ⅰ、aVL 导联 ST 段明显抬高，容易考虑单纯高侧壁心肌梗死。但是结合患者的低血压及心源性休克的临床表现以及心电图 aVR 导联 ST 段明显抬高伴广泛导联（＞5 个）ST 段压低，应该不仅仅是第一对角支或者钝缘支闭塞那么简单。

冠状动脉造影显示此患者为左主干次全闭塞。患者心电图符合左主干次全闭塞的典型表现：aVR

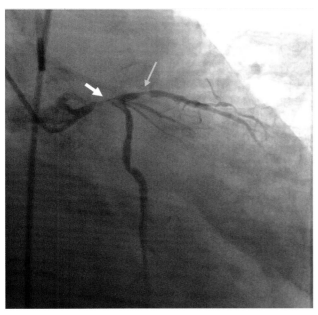

病例图 18-3 左冠状动脉右前斜加足位图。白色箭头示 LM 次全闭塞，黄色箭头示 LAD 近段 90% 狭窄

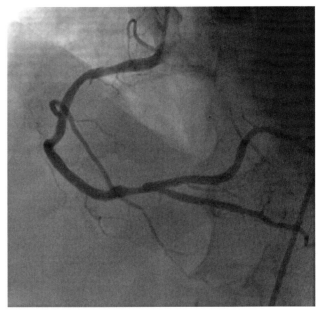

病例图 18-4 右冠状动脉头位图

导联 ST 段明显抬高伴广泛导联（＞5 个）ST 段压低。此外，患者的 $V_1 \sim V_3$ 导联 ST 段抬高不明显，这也是左主干病变心电图特点之一。因为左主干次全闭塞影响了 LCX 的血流，导致后壁心肌缺血，而部分抵消了前壁心肌缺血的向量，使得 aVR 导联 ST 段抬高的同时，$V_1 \sim V_3$ 导联 ST 段抬高程度相对减轻。而如果是 LAD 近端闭塞时，$V_1 \sim V_3$ 导联 ST 段抬高相对更明显。

此外，该患者出现过心室颤动，经历过电除颤和复苏，心电图 QRS 波增宽说明室内传导异常，通常为严重心肌缺血、心肌细胞水肿所致，也可出现于心室颤动、复苏过程中，全心低灌注伴内环境紊乱等情况。

简要知识总结：

由于 LM 病变患者的风险性极高，LM 病变相关心电图的快速识别在临床工作中至关重要。典型的左主干急性完全闭塞的心电图表现为：广泛前壁、高侧壁 ST 段抬高型心肌梗死；左主干高度狭窄的心电图表现为：aVR 导联 ST 段抬高 ≥ 0.1 mV，伴广泛导联（＞5 个导联）ST 段压低。对于非完全闭塞的患者，临床上可能主诉为呼吸困难、乏力、活动耐力降低等低灌注或心力衰竭的表现，而无典型心绞痛症状，需要早期识别并高度重视，避免出现更加恶劣的心脏事件。

第五节　桥血管病变相关心肌梗死

病例 19　左内乳动脉（LIMA）相关急性冠脉综合征（一）

病例摘要：

患者高龄女性，主因"间断胸闷、胸痛 15 年，再发 18 h"就诊。患者既往于 15 年前行冠状动脉旁路移植术（CABG）治疗，治疗血管分别为：左内乳动脉（LIMA）-LAD、主动脉（AO）-大隐静脉桥血管（SVC）-LCX-PDA。18 h 前症状再发，急诊心电图提示 $V_2 \sim V_6$ 导联 T 波双向，Wellens 综合征可能，予阿司匹林 300 mg、氯吡格雷 300 mg 口服。既往有高血压、高脂血症、脑血管病、血小板增多症、心房颤动（房颤）并慢心率起搏器植入术后病史。

心电图特点（病例图 19-1、19-2）：

- 房颤律，心率 86 次 / 分；
- $V_2 \sim V_6$ 导联 ST-T 改变，表现为 T 波双向 / 倒置，以 V_2 导联最为显著；
- 间歇感知功能不良。

心电图诊断：ACS Wellens 综合征可能。

冠状动脉造影（病例图 19-3 至 19-6）：LM：严重钙化，可见溃疡病变；LAD：全程严重钙化，近中段狭窄 50% ～ 70%，发出 D2 后完全闭塞，D1 开口狭窄 80% ～ 90%。D2 开口狭窄 80% ～ 90%，近段钙化次全闭塞，血流 TIMI 1 级；LCX：严

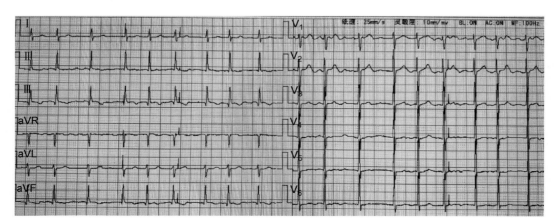

病例图 19-1　发病前 1 个月的门诊心电图。心电图描述详见正文

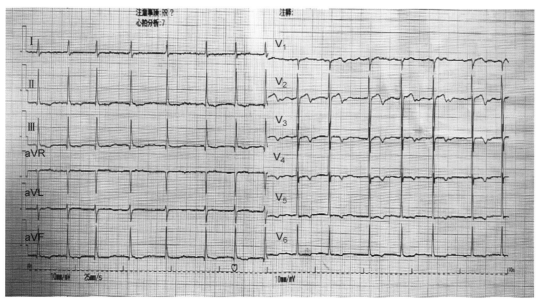

病例图 19-2　胸痛 18 h 急诊心电图。心电图描述详见正文

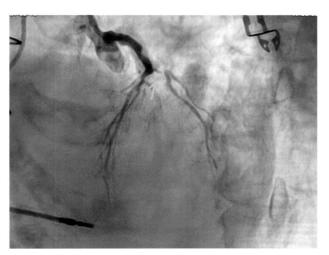

病例图 19-3　左冠状动脉造影左前斜加头位，箭头示 LAD 完全闭塞

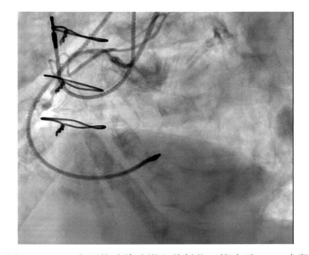

病例图 19-4　右冠状动脉造影左前斜位，箭头示 RCA 中段完全闭塞

重钙化，自开口完全闭塞；RCA：严重钙化，近中段弥漫病变狭窄 80% ～ 95%，中段完全闭塞，LIMA-LAD 近段可见破裂斑块，狭窄 50%，显影淡，AO-SVC-LCX、AO-SVC-PDA 桥血管通畅。

特点分析：

CABG 术后患者出现 ACS 时的心电图变化较为复杂，主要分为两种情况：①桥血管病变；②自身血管病变。桥血管病变的心电图与桥血管的供血区域有关，由于 CABG 手术策略各异，尤其是近年来序贯旁路移植（搭桥）的方法较为普及，使得对于桥血管供血区域的划分变得更加困难。总体而言，使用 LIMA 进行 LAD 单支血管旁路移植（搭桥）的比例还是较高的，心电图表现类似 LAD 单支病变，其胸前导联受累范围取决于自身 LAD 病变的部位。但是，即使 LAD 病变的部位非常高位，由于 CABG 治疗的患者通常冠脉病变时间较长、侧支循环较为丰富，LIMA-LAD 的缝合口位置通常位于 LAD 的中远段，很难对高位对角支实现有效逆灌，因此 LIMA 负责的供血范围多仅限于前壁、前间壁，较少累及前侧壁。如本例患者胸前导联的 ST-T 改变以 V_2 ～ V_4 导联明显，其中又以 V_2 导联为著，其表现类似于 LAD 中段病变。

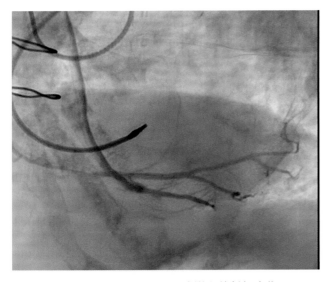

病例图 19-5 SVG-PDA 造影左前斜加头位

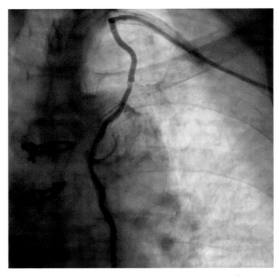

病例图 19-6 LIMA 造影头位，箭头示 LIMA 破裂斑块

病例 20 LIMA 相关急性冠脉综合征（二）

病例摘要：

患者老年男性，主因"间断胸痛 10 年，再发加重 6 h"入院。患者 10 年前行 PCI 治疗，共置入 7 枚支架。5 年前因再发胸痛行 CABG 治疗。6 h 前患者静息下突发胸痛，位于胸骨下段，向双肩放射且持续不缓解，伴恶心、呕吐 1 次，心电图提示 V₁ ~ V₆ 导联及 I、aVL 导联 ST 段弓背抬高，急诊查 cTnI 0.026 ng/ml，考虑"急性广泛前壁、高侧壁心肌梗死"。既往有高血压、吸烟史。

心电图特点（病例图 20-1）：
- 窦性心律，心率 102 次 / 分；
- V_1 ~ V_3 导联呈 QS 型，V_4 ~ V_6 导联呈 rS 型；
- V_1 ~ V_6 导联 ST 段抬高，II、III、aVF 导联 ST 段压低。

心电图诊断： 急性广泛前壁心肌梗死。

冠状动脉造影（病例图 20-2 至 20-4）： LM：开口狭窄 70%，造影管嵌顿；LAD：开口完全闭塞，

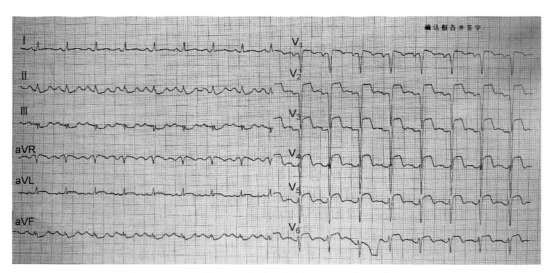

病例图 20-1 胸痛 6 h 急诊心电图。心电图描述详见正文

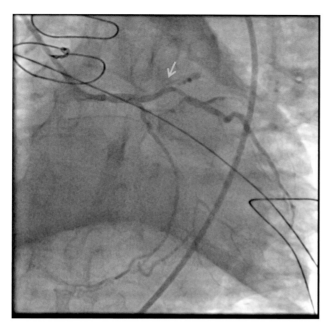

病例图 20-2　左冠状动脉造影左前斜加足位，箭头示 LAD 开口完全闭塞

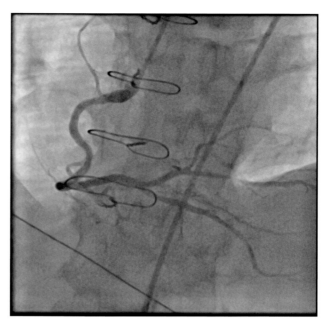

病例图 20-3　右冠状动脉造影左前斜头位

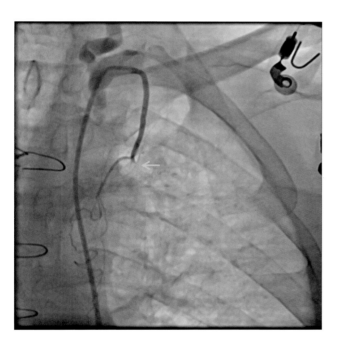

病例图 20-4　LIMA 造影正位，箭头示 LIMA 完全闭塞

中间支近段狭窄 40% ～ 50%；LCX：近段狭窄 50% ～ 60%，血管直径小于 2 mm，OM2 完全闭塞，可见自身侧支使远端显影；RCA：近段狭窄 30% ～ 40%，中段至远段支架开放良好，无明显再狭窄，PDA 近段狭窄 30% ～ 40%，PL 近段及分支支架开放良好，支架出口狭窄 80% ～ 90%，PL 另一分支次全闭塞。冠状动脉分布呈右优势型。LIMA 完全闭塞。

特点分析：

本例患者的心电图表现为典型的广泛前壁心肌梗死，此种情况如果在 CABG 术后的患者中出现，尤其是对于已经接受 CABG 1 年以上的患者，往往提示 LIMA 急性闭塞。由于竞争血流的存在，接受搭桥的冠状动脉近段原有病变的进展速度会加快。在需要进行急诊血运重建时，对于原有病变的介入难度往往较高，应该以桥血管作为治疗的靶血管。

病例 21 自身血管病变进展相关急性冠脉综合征

病例摘要：

患者老年女性，主因"阵发胸痛 10 年，加重 2 天"就诊。患者 10 年前因胸痛诊断为冠心病，行 AO-SVG-PDA、LIMA-LAD 两支血管 CABG 手术。2 天前患者活动时出现胸痛，伴左侧背痛、胸闷、心悸，持续不缓解，急诊查心电图异常，cTnI 0.15 ng/ml。既往有高血压、高脂血症病史，48 岁绝经。

心电图特点（病例图 21-1）：

- 窦性心律，心率 74 次 / 分；

- 完全性右束支传导阻滞（RBBB）；
- Ⅱ、Ⅲ、aVF、Ⅰ、aVL、V_4 ~ V_6 导联 ST 段略压低，aVR 导联 ST 段略抬高；

心电图诊断： 非 ST 段抬高型 ACS（下侧壁受累）。

冠状动脉造影（病例图 21-2 至 21-5）： LM：正常；LAD：中段 100% 闭塞；LCX：OM1、OM2 开口均有 70% ~ 80% 狭窄，OM3 较为粗大，OM3 的 2 个主要分支均为次全闭塞，LCX 远段长病变狭窄 70% 左右；RCA：近段 100% 闭塞。LIMA-

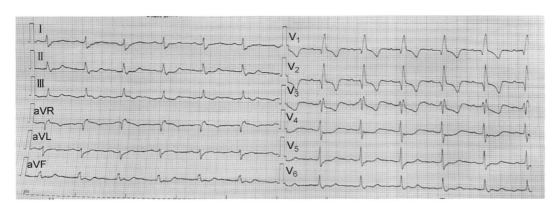

病例图 21-1 急诊心电图。心电图描述详见正文

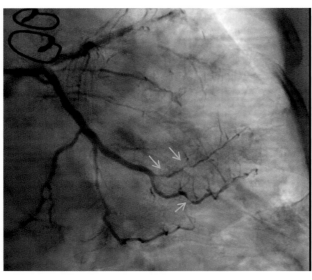

病例图 21-2 LCA 造影右前斜加足位，黄色箭头示 OM3 的 2 个分支均存在重度狭窄

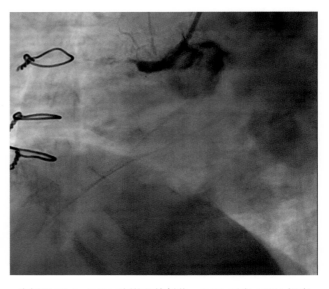

病例图 21-3 RCA 造影左前斜位，RCA 近段 100% 闭塞

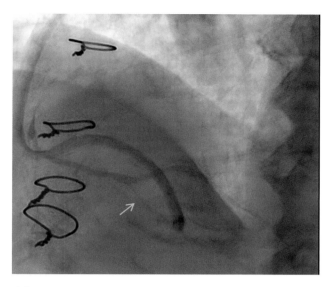

病例图 21-4　AO-SVG-PDA 造影左前斜位，黄色箭头示吻合口近段 PDA 严重狭窄

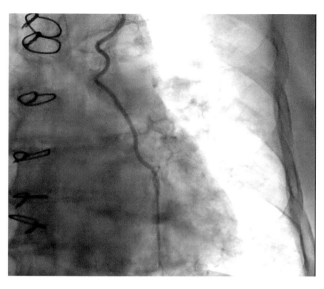

病例图 21-5　LIMA-LAD 造影正位，LIMA-LAD 通畅

LAD 桥血管通畅；AO-SVG-PDA 桥血管通畅，桥血管吻合口近段的 PDA 血管段严重狭窄，PL 逆灌血流 TIMI 2 级。拟对 OM3 的 2 个分支行急诊介入诊疗，但治疗过程中患者出现严重低血压，遂放弃。

特点分析：

CABG 术后患者出现 ACS，其心电图表现与原生冠状动脉血管病变情况、桥血管的搭桥区域有关。由于桥血管供血需同时兼顾正向和逆灌 2 个方向，除了桥血管的通畅程度，血流灌注途径中的原生冠状动脉病变情况也具有重要意义。本例患者心电图表现中存在 RBBB，使 $V_1 \sim V_3$ 导联出现了继发性 ST-T 改变。本患者心电图的 ST 段偏移并不显著，但多个导联呈现下斜型形态，包括 Ⅱ、Ⅲ、aVF、$V_4 \sim V_6$ 导联，而 Ⅰ、aVL 导联 ST 段呈上斜型，aVR 导联 ST 段略抬高。该心电图表现的缺血定位于下侧壁，属于 LCX 的低位 OM 与 RCA 的 PL 的共同供血范围，较常见于 LCX 中远段发出的 OM 病变。

本例患者的冠状动脉造影结果显示 LCX 发出了粗大的 OM3，但其 2 个分支均存在严重狭窄，可以引起下、后、侧壁缺血。同时，该患者吻合口以近的 PDA 血管存在严重狭窄，限制血流向 PL 的逆灌，也会影响这一区域的供血。虽然这一区域通常为双重供血，但本患者双侧血流均受限，因此在对 OM3 进行 PCI 治疗时，出现严重的低血压表现。

简要知识总结：

CABG 术后患者发生 ACS，可能表现为：①桥血管病变；②原生血管病变。在进行罪犯血管分析时，需要结合桥血管供血区域、逆灌时经过的原生血管情况、非搭桥原生血管的病变程度等因素综合分析。由于搭桥后原生血管的病变程度会进一步加重，且部分血管容易出现严重钙化，介入治疗的难度增加，在介入治疗时，通常优先选择处理病变的桥血管；如果造影显示桥血管通畅，或倾向于慢性闭塞且治疗过程不顺利，再考虑对原生血管病变进行介入治疗。

第六节　多支血管病变心肌梗死心电图分析

病例 22　LAD 与 RCA 双支病变（一）

病例摘要：

患者中年男性。主因"胸痛 6 h"就诊。患者 6 h 前从事体力活动时突然出现心前区疼痛，为压迫性，放射至肩背部，伴大汗，最长持续约 30 min 缓解。既往有高血压病史，未长期口服药物及监测血压，吸烟 30 余年，每日 30 支，不饮酒。

心电图特点（病例图 22-1）：

- 窦性心律，心率 65 次 / 分；
- Ⅱ、Ⅲ、aVF 导联 Q 波形成，V₁～V₃ 导联 r 波递增不良；
- Ⅱ、Ⅲ、aVF 导联 ST 段抬高，Ⅲ 导联 ST 段抬高幅度＞Ⅱ 导联，aVR 导联 ST 段抬高，Ⅰ、aVL、V₂～V₆ 导联 ST 段压低。

心电图诊断：急性下壁心肌梗死，广泛前壁、高侧壁心肌缺血。

冠状动脉造影（病例图 22-2、22-3）： LM：正常；LAD：近段 100% 闭塞；LCX：近段狭窄 30%～40%；RCA：近段 100% 闭塞。可见 LCX-RCA Ⅱ 级侧支形成、圆锥支 -LAD Ⅱ 级侧支形成（黄色箭头显示为闭塞段，蓝色箭头显示为侧支）。

特点分析：

本患者冠状动脉造影显示 LAD 和 RCA 均于发出后 1 cm 内完全闭塞，需要判断哪根血管是罪犯血管。通常我们从冠状动脉造影的几个特点来进行判断，包括闭塞段形态、侧支循环、血栓影等。但本患者血管断端的形态均存在急性闭塞的可能，且均有相应 Ⅱ 级侧支循环形成。此时，通过对于心电图的分析，判断罪犯病变则显得尤为重要。

本患者的心电图显示为明确的 Ⅱ、Ⅲ、aVF 导联 ST 段抬高，Ⅰ、aVL 导联 ST 段压低，符合定位特点及对应导联变化特点，诊断急性下壁心肌梗死明确；由于 ST 段抬高幅度 Ⅲ＞Ⅱ，因此判断 RCA 为罪犯病变是合理的。但是，本患者也存在明显的特殊性，其 Ⅰ、aVL、胸前导联 ST 段普遍性压低较深，与下壁导联 ST 段抬高程度不能对应，且 aVR 导联 ST 段抬高，提示合并前壁、高侧壁较大面积的心肌缺血，支持 LAD 存在严重病变的可能性。

当进行急诊 PCI 时，如果罪犯病变之外还有

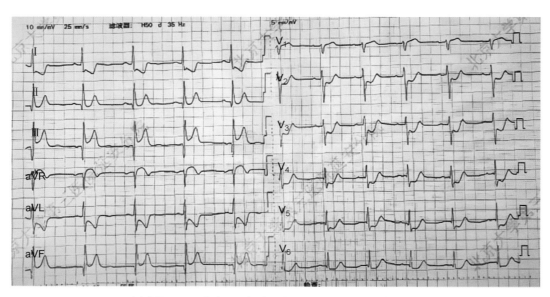

病例图 22-1　胸痛 6 h 急诊心电图，心电图描述详见正文

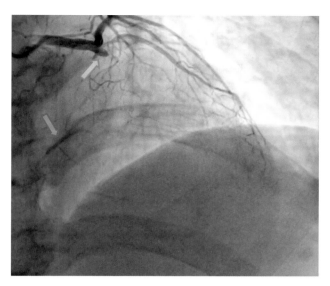

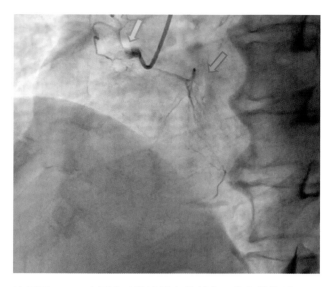

病例图 22-2　左冠状动脉造影右前斜加头位，黄色箭头示 LAD 近段 100% 闭塞，蓝色箭头示 LCX-PL Ⅱ 级侧支

病例图 22-3　右冠状动脉造影左前斜位，黄色箭头示 RCA 近段 100% 闭塞，蓝色箭头示 RCA-LAD Ⅱ 级侧支

另一根主支血管呈完全闭塞状态，需要高度关注非罪犯闭塞血管的侧支情况。以本患者为例，虽然 LAD 呈完全闭塞，但心电图显示胸前导联表现为 ST 段压低，不是 ST 段抬高型心肌梗死表现，提示虽然通往 LAD、RCA 的侧支均有形成，但 LAD 侧支的供血意义更大，在手术过程中应高度警惕，避免对 RCA 治疗过程中影响到通往 LAD 的侧支循环，导致灾难性后果。

由于本例患者 LAD 和 RCA 均闭塞，心脏缺血面积较大，心功能的代偿能力相对较差。介入策略的选择可能会对手术过程产生影响。术者考虑如果按照原则先处理罪犯血管 RCA，当出现再灌注损伤如低血压、心率慢等情况时，由于 LAD 闭塞，心功能代偿能力有限，难以进行大量补液治疗，有出现循环崩溃的风险。因此选择了首先开通 LAD，再对 RCA 进行 PCI 治疗。虽然在开通 RCA 的过程中，依然出现了再灌注过程，但通过少量的升压药物和补液治疗后得以顺利渡过。

病例 23　LAD 与 RCA 双支病变（二）

病例摘要：

患者老年男性，主因"间断胸闷 15 年余，胸痛 1 月余，加重 2 周"急诊入院。患者 15 年前因胸痛于外院诊断为不稳定型心绞痛，行冠状动脉造影：LAD 近中段斑块破裂，100% 闭塞，LCX 远段 80% 狭窄，OM1 80% 狭窄，RCA 近中段 50% 狭窄，PL 100% 闭塞。拟对 LAD 行 PCI，但导丝未能通过，予阿司匹林、他汀类药物、硝酸异山梨酯保守治疗，日常活动无胸闷或喘憋。1 个月前患者静息时出现心前区闷痛，近 2 周发作频繁，每日均有发作。15 h 前再发胸闷，持续不缓解，入院查心肌损伤标志物升高。既往高血压 10 余年；脑梗死 10 余年。

心电图特点：

1. 胸痛发作时心电图（病例图 23-1）

● 窦性心律，心率 105 次 / 分；

● Ⅲ、aVF 导联 ST 段抬高，aVR 导联 ST 段抬高，Ⅰ、aVL、V₂ ~ V₆ 导联 ST 段压低。

2. 胸痛缓解时心电图（病例图 23-2）

● 窦性心律，心率 70 次 / 分；

● 上述 ST 段偏移均回到等电位线。

心电图诊断：急性下壁心肌梗死。

冠状动脉造影（病例图 23-3、23-4）：LM：正常；LAD：100% 闭塞，可见 RCA-LAD 侧支循环；

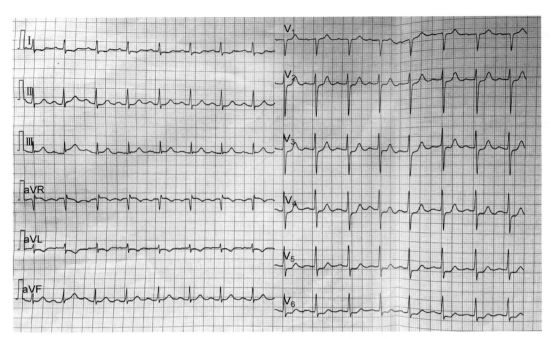

病例图 23-1　症状发作时心电图。心电图描述详见正文

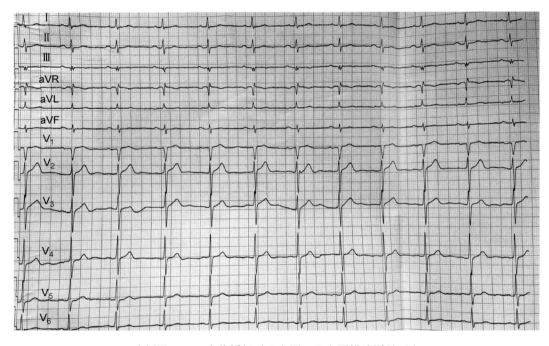

病例图 23-2　症状缓解时心电图。心电图描述详见正文

LCX：全程狭窄 50% ～ 60%，高位 OM 开口至近段狭窄 60% ～ 70%，可见 LCX-RCA 侧支循环；RCA：近中段狭窄 90%，局部可见血栓，远段狭窄 50%，PL 开口 100% 闭塞。

特点分析：结合患者症状、发作时 ECG 动态演变及 cTnI 升高，考虑 STEMI，缺血部位为下壁，造影提示 RCA 可见血栓影，为罪犯血管。患者症状反复发作-缓解，与 RCA 血流间断恢复有关。患者下壁导联 ST 段抬高时，合并较为广泛导联的 ST 段压低，aVR 导联 ST 段抬高，为大面积心肌缺血的表现，考虑其原因为前壁、前侧壁的供血主要依靠 RCA → LAD 的侧支循环。本次虽然 RCA 为罪犯血管，但通过 RCA → LAD 的侧支缺血导致前壁缺血。

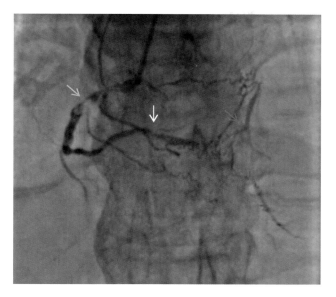
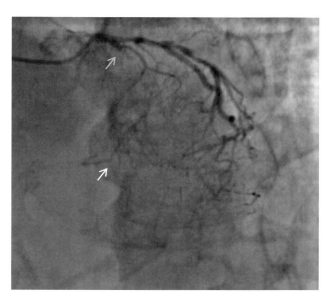

病例图 **23-3**　RCA 造影左前斜加头位，黄色箭头示 RCA 近中段重度狭窄伴血栓，白色箭头示 PL 完全闭塞，红色箭头示 PDA-LAD 侧支

病例图 **23-4**　LCA 造影头位，箭头示 LAD 近段完全闭塞，白色箭头示 LCA-RCA 侧支

病例 24　RCA 与 LCX 双支病变

病史特点：

患者老年男性，因间断胸闷 1 年，加重伴胸痛 3 h 入院。既往高血压病史，吸烟史，入院查体：血压 118/62 mmHg，心率 68 次 / 分，心律齐。心电图见下文，诊为急性下壁、后壁心肌梗死，完全性右束支传导阻滞。

心电图特点（病例图 24-1、24-2）：

- 窦性心律，心率 66 次 / 分；
- QRS 波时限 ≥ 0.12 s；
- V_1 导联呈 rsR，R 波粗钝，Ⅰ、aVL、$V_5 \sim V_6$ 导联呈 RS 型，S 波宽大，时限 ≥ 0.04 s；
- Ⅱ、Ⅲ、aVF、$V_7 \sim V_9$ 导联 ST 段抬高，T 波直立，Ⅰ、aVL、$V_1 \sim V_6$ 导联 ST 段明显压低，T 波直立；aVR 导联 ST 段压低。

心电图诊断：急性下壁、后壁心肌梗死伴完全性右束支传导阻滞。

冠状动脉造影（病例图 24-3、24-4）：LM：正常；LAD：管壁不光滑，中段狭窄 50%；LCX：远段狭窄 70%；RCA：近段狭窄 80%，中段狭窄 60% ～ 70%，远段狭窄 99%（分出后降支和后侧支前）；对 RCA 行急诊 PCI 治疗。

特点分析：

1. 从 Ⅱ、Ⅲ、aVF 导联 ST 段抬高，Ⅰ、aVL 导联 ST 段压低，$V_7 \sim V_9$ 导联 ST 段抬高，$V_1 \sim V_6$ 导联 ST 段明显压低，T 波直立，诊断急性下壁、后壁心肌梗死明确。

2. 从 QRS 波时限 ≥ 0.12 s，V_1 导联呈 rsR，R 波粗钝，Ⅰ、aVL、$V_5 \sim V_6$ 导联呈 RS 型，S 波宽大，时限 ≥ 0.04 s，诊断为完全性右束支传导阻滞。

3. 本例造影证实为 RCA 后三叉前狭窄 99%，此心电图具有 RCA 闭塞导致的急性心肌梗死合并右束支传导阻滞的特点：

（1）因为下壁、后壁多由后降支供血，而后降支多为右冠状动脉的分支或左冠状动脉优势型时左回旋支的分支，因此急性下、后壁心肌梗死时血管阻塞部位多在右冠状动脉，也可以是左冠状动脉回旋支闭塞（近段多合并侧壁心肌梗死），部分患者左冠状动脉前降支较长，包绕过心尖也可供应后降支区域即供应下后壁部位，因此也可发生于左前降支闭塞（近段多合并前壁心肌梗死）。本例患者经造影证实为右冠状动脉优势型，RCA 远段 99% 狭窄性病变导致后降支供血区域

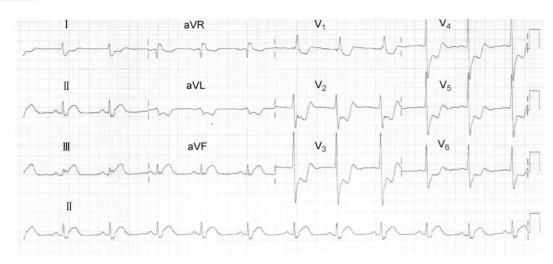

病例图 24-1　胸痛 3 h 心电图（常规 12 导联）。心电图描述详见正文

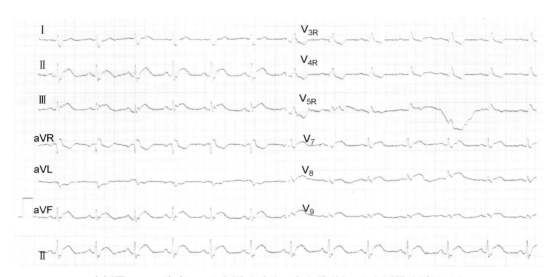

病例图 24-2　胸痛 3 h 心电图（后壁、右室导联）。心电图描述详见正文

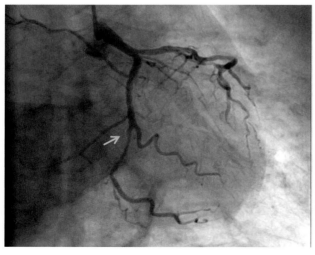

病例图 24-3　左冠状动脉右前斜加足位图，LCX 在发出 OM 后高度狭窄

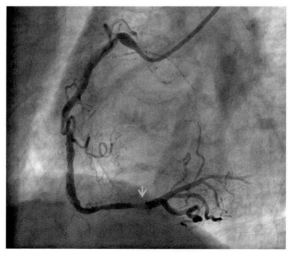

病例图 24-4　右冠状动脉左前斜位图，箭头示右冠状动脉远段重度狭窄伴血栓影

及下壁、后壁心肌梗死。

（2）急性后壁心肌梗死，$V_1 \sim V_3$ 导联 ST 段压低，T 波直立高尖；合并右束支传导阻滞时，右胸前导联继发性 ST 段下移及 T 波倒置，二者可相互影响，使 ST 段压低更加明显，但 T 波多为直立、高耸对称，呈原发性改变。

（3）完全性右束支传导阻滞通常不影响前壁、前间壁、前侧壁等心肌梗死的诊断，但影响正后壁心肌梗死心电图图形，下壁心肌梗死图形可受到轻微影响，假阳性率约为 3%，当正后壁心肌梗死扩展到下壁时，Ⅱ、Ⅲ、aVF 导联的 R 波异常消失，而出现病理性 Q 波等心电图改变是一项可靠的诊断指标。

（4）本例患者与前例心电图有相似之处，均表现为广泛的对应导联 ST 段明显压低，但病变范围与前例患者截然不同，虽然也表现为双支病变，但病变血管的分布与前例患者完全不同。心电图上表现为 aVR 导联 ST 段变化的差异。前例患者存在明显的 aVR 导联 ST 段抬高，提示其广泛导联 ST 段压低可能来自于缺血，而不仅是对应导联的电位变化；而本例患者 aVR 导联 ST 段表现为压低，提示其广泛导联 ST 段压低依然源于对应导联的电位变化，涉及的导联较多，可能与本例患者冠状动脉分布是显著右优势型有关。

病例 25　LAD 与 LCX 双支病变

病例摘要：

患者老年男性，主因"胸痛 4 h"就诊。患者 4 h 前突发胸痛伴向背部放射，伴出汗，持续不缓解，急诊查心电图示多导联 ST 段压低，诊断 NSTE-ACS。既往有高血压、高脂血症病史，长期吸烟。

心电图特点（病例图 25-1）：

● 窦性心律，心率 99 次 / 分；

● QRS 波 162 ms，完全性右束支传导阻滞图形；

● aVR 导联 ST 段略抬高，Ⅰ、aVL、Ⅱ、Ⅲ、aVF、$V_2 \sim V_6$ 导联 ST 段压低；

● Ⅰ、aVL、$V_2 \sim V_6$ 导联 T 波倒置。

心电图诊断： 急性非 ST 段抬高型 ACS，完全性右束支传导阻滞。

冠状动脉造影（病例图 25-2 至 25-4）： LM：正常；LAD：近段高度狭窄，血流 TIMI 2 级；LCX：OM2 完全闭塞；RCA：中段狭窄 20% ～ 30%；冠状动脉分布呈右优势型。

特点分析：

本患者的心电图突出特点为多导联 ST 段压低结合 aVR 导联 ST 段抬高，符合 "8 + 2" 心电图

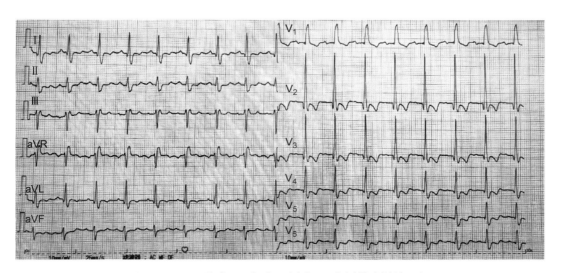

病例图 25-1　胸痛 4 h 急诊心电图。心电图描述详见正文

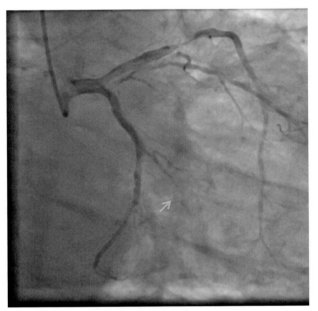

病例图 25-2 左冠状动脉右前斜加足位图，箭头示 OM2 完全闭塞

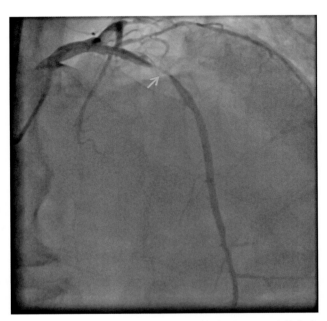

病例图 25-3 左冠状动脉头位图，箭头示 LAD 近段高度狭窄

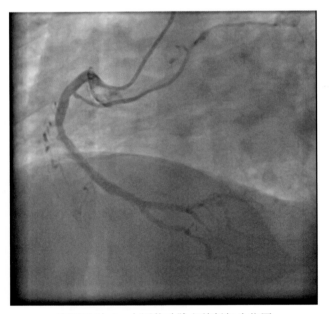

病例图 25-4 右冠状动脉左前斜加头位图

特点，提示为左主干病变或多支血管病变。由于Ⅱ、Ⅲ、aVF 导联无明显改变，提示 RCA 无明显受累。冠状动脉造影结果显示为 LAD 和 LCX 双支病变，与心电图表现基本相符。同时，从血流情况来看，LCX 表现为完全闭塞，但由于病变位于 LCX 远段，供血区域较小，因此心电图变化仍以 V_2～V_5 导联最为明显。需要注意的是，部分优势 LCX 也可以表现为类似的心电图表现。此外，合并右束支传导阻滞对于 QRS 波群的判断会造成干扰，比如右心室导联出现 Q 波在本例患者中并不提示右心室心肌梗死，而是提示为右束支传导阻滞合并前壁心肌梗死；但是，RBBB 对于 ST-T 改变的判读不会有明显影响。

病例 26 严重三支病变（一）

病史摘要：

患者老年男性，因间断胸痛 1 周，加重 7 h，4 h 前急诊入院。既往糖尿病、脑梗死病史，吸烟 55 年。入院查体：血压 124/72 mmHg，心率 94 次/分，心律齐，无杂音。双肺可闻及湿啰音。

心电图特点（病例图 26-1、26-2）：

- Ⅱ、Ⅲ、aVF、V_4～V_6、V_7～V_9、V_{3R}～V_{5R} 导联 ST 段抬高；
- Ⅰ、aVL 导联 ST 段压低；

心电图诊断： 急性下壁、侧壁、后壁、右室心

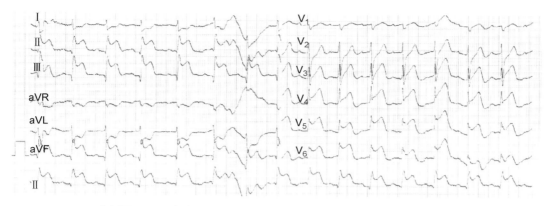

病例图 26-1　胸痛 7 h 心电图（常规 12 导联）。心电图描述详见正文

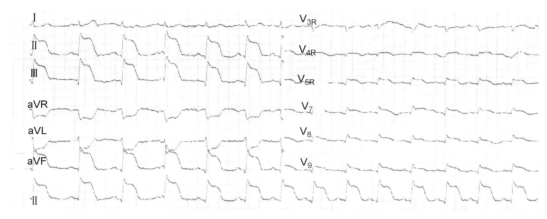

病例图 26-2　胸痛 7 h 心电图（右室、后壁导联）。心电图描述详见正文

肌梗死。

冠状动脉造影（病例图 26-3 至 26-5）： LM：正常；LAD：全程硬化，近段狭窄 90%，远段狭窄 90%，D1 硬化狭窄 90%；LCX：近段狭窄 90%，OM2 次全闭塞；RCA：近中段长病变，狭窄 95%，斑块模糊，远段狭窄 90%，PDA 狭窄 75%。

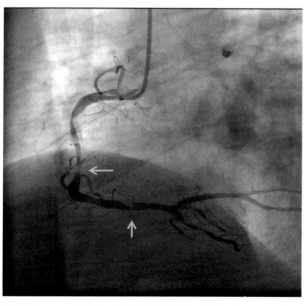

病例图 26-3　右冠状动脉左前斜位图，箭头示 RCA 近中段和远段病变

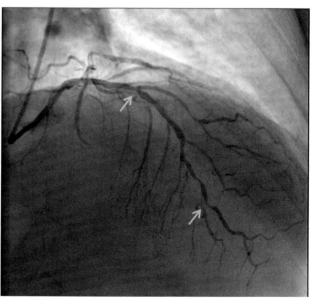

病例图 26-4　左冠状动脉右前斜加头位图，箭头示 LAD 多处狭窄病变

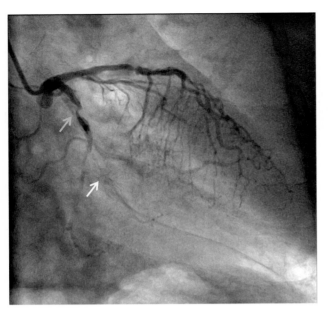

病例图 26-5　左冠状动脉右前斜加足位图，黄色箭头示 LCX 近段高度狭窄，白色箭头示 OM2 次全闭塞

特点分析：

从心电图表现 Ⅱ、Ⅲ、aVF、$V_4 \sim V_6$、$V_7 \sim V_9$、$V_{3R} \sim V_{5R}$ 导联 ST 段抬高，急性下壁、侧壁、后壁、右室心肌梗死诊断明确。主要的梗死部位分布在右冠状动脉支配的区域。冠状动脉造影可见右冠状动脉近中段 95% 的狭窄，大量血栓形成。

本患者心电图的主要困惑点在于 $V_4 \sim V_6$ 导联的 ST 段抬高改变。前壁导联 ST 段的抬高区域并非右冠状动脉支配供血区。此时 ST 段的抬高是由于患者存在严重的三支病变，未发生心肌梗死前存在交叉供血。心肌梗死发生后环路供血的平衡被打破，侧壁心肌灌注降低，出现心肌坏死。

病例 27　严重三支病变（二）

病例摘要：

患者中年男性，主因"间断胸闷 3 年，再发 2 h"就诊。患者 3 年前出现劳力性胸闷、气短，未规范诊治。2 h 前患者无诱因出现胸闷、气短，伴心前区疼痛、左臂胀痛不适，伴咽部不适、大汗，症状持续不缓解，急诊心电图如下文所述，查 cTnI 0.028 ng/ml。既往有高血压病史。

心电图特点（病例图 27-1、27-2）：

- 窦性心律，心率 73 次 / 分；
- aVL 导联 ST 段抬高，aVR 导联 ST 段抬高；
- Ⅱ、Ⅲ、aVF 导联 ST 段明显压低，Ⅲ导联 > Ⅱ导联；
- $V_4 \sim V_6$、$V_7 \sim V_9$、$V_{3R} \sim V_{5R}$ 导联 ST 段轻度压低。

心电图诊断： 急性高侧壁心肌梗死，三支病变 / 左主干病变不除外。

冠状动脉造影（病例图 27-3 至 27-5）： LM：体尾部狭窄 95%；LAD：近中段钙化，近段狭窄 95%，显影淡，中段重度狭窄，D1 中段狭窄 30%；LCX：近段完全闭塞，远端经自身侧支显影；中间支：近段狭窄 70%，直径 < 2 mm；RCA：近中段钙化，近段狭窄 40% ~ 50%，中段狭窄 95%，远段狭窄 70%，PDA 近段狭窄 50%，可见 RCA 远端至 LAD 及 LCX 的 Ⅱ 级侧支。建议该患者行 CABG 治疗。

特点分析：

本患者主要的心电图改变为 aVL 导联 ST 段抬高，伴多导联 ST 段压低，aVR 导联 ST 段抬高。有一部分 LCX 闭塞性病变的心电图表现为类三支病变的图形，即 aVR 导联 ST 段抬高及多导联 ST 段压低（超过 5 个导联）。但是，单纯 LCX 病变所引起的多导联 ST 段压低多是由于高侧壁、后壁心肌缺血，同时前侧壁存在心肌缺血或心电图延续性改变，并且以下壁为主要对应导联所致。与多支血管病变的主要鉴别点在于：①LCX 闭塞引起的多导联 ST 段变化幅度通常较小，而多支病变引起的 ST 段变化幅度较大；②LCX 闭塞通常存在 Ⅰ、aVL 导联的 ST 段抬高，而多支病变的 Ⅰ、aVL 也可以表现为 ST 段压低。

本病例心电图中 aVL 导联的 ST 段抬高（病例

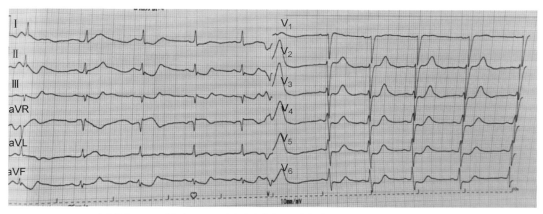

病例图 27-1　胸痛 2 h 心电图（常规 12 导联）。心电图描述详见正文

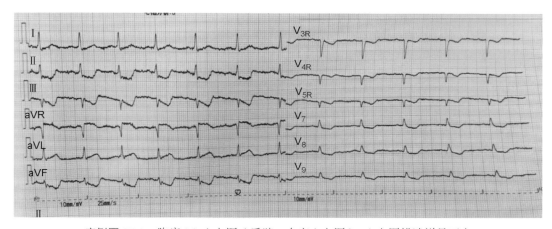

病例图 27-2　胸痛 2 h 心电图（后壁、右室心电图）。心电图描述详见正文

图 27-2 中更为明显），考虑 LCX 为急性闭塞，是本次心肌梗死的罪犯血管。同时，其多导联 ST 段压低、aVR 导联 ST 段抬高程度均显著，提示其合并存在 LM/ 多支病变的可能性。

简要知识总结：

对多支血管病变进行 PCI 治疗前需要分析以

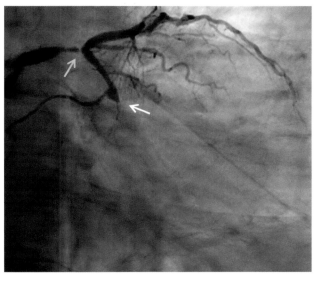

病例图 27-3　LCA 造影右前斜加足位，黄色箭头示 LM 尾部重度狭窄，白色箭头示 LCX 近段完全闭塞

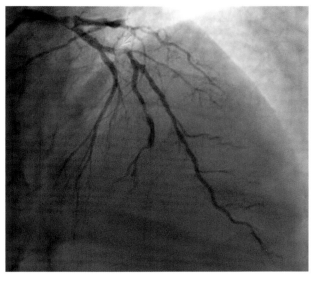

病例图 27-4　LCA 造影右前斜加头位，箭头示 LAD 中段重度狭窄

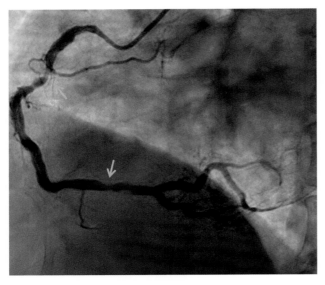

病例图 27-5　RCA 造影左前斜位，箭头示 RCA 中段及远段重度狭窄

下内容：①罪犯血管和罪犯病变；②介入手术是否会影响到非罪犯血管的侧支循环；③整体血管病变情况是否可以耐受罪犯血管介入过程中由于慢血流、再灌注损伤带来的血流动力学异常；④心功能和血流动力学是否稳定。在治疗原则上，还是应该优先处理罪犯血管；但由于以上情况的存在，有时优先处理罪犯血管反而是风险更高的选择。有时也可以首先对相对容易且血流动力学意义更大的病变进行治疗，以提高罪犯病变 PCI 治疗的安全性。但需要注意的是，在 PCI 过程中应尽量减少对分支血管的覆盖，以避免影响到侧支循环；建议常规使用如 IABP 等循环辅助器械。

第七节　合并束支传导阻滞的心肌梗死心电图分析

病例 28　下壁、后壁心肌梗死伴完全性左束支传导阻滞

病例摘要：

患者老年男性，因"间断胸闷 10 天，加重 7 h"入院。3 h 前急诊就诊。既往高血压病史。入院查体：血压 120/70 mmHg，心率 80 次/分，心律齐。

心电图特点（病例图 28-1、28-2）：

- 窦性心律，心率 56 次/分；
- QRS 波时限≥ 0.12 s，电轴−46°，Ⅰ、V₆ 导联 R 波宽阔、粗钝、有切迹；其前无 q 波，V₁ ~ V₂ 导联呈 rS 波，S 波宽而粗钝；ST-T 方向与 QRS 主波方向相反；
- Ⅱ、Ⅲ、aVF 导联呈 rS 型或 QS 型，ST 段抬高，T 波直立；
- V₇ ~ V₉ 导联 ST 段抬高。

心电图诊断：急性下壁、后壁心肌梗死伴完全性左束支传导阻滞。

冠状动脉造影（病例图 28-3、28-4）：LM：内膜不光滑；LAD：血管纤细，全程内膜不光滑；LCX：开口狭窄 50%，远段狭窄 70%；RCA：全程内膜不光滑，近段 2 处狭窄 70%，远段分出后降支前完全闭塞。

特点分析：

1. QRS 波时限增宽，Ⅰ、V₆ 导联呈 R 型，V₁ ~ V₂ 导联呈 rS 波，S 波宽而粗钝；ST-T 方向与 QRS 主波方向相反，符合左束支传导阻滞图形。

2. 部分左束支传导阻滞在Ⅱ、Ⅲ、aVF 导联出现 QS 型或 rS 型波，可掩盖下壁心肌梗死。但若上述导联出现 QR 波表现，多提示存在心肌梗死。

本例患者Ⅱ、Ⅲ、aVF 导联 R 波减低，其前可见 Q 波，终末有切迹的 S 波。以下特点有助于辅助鉴别是否存在下壁心肌梗死：

（1）ST 段抬高或下移的幅度：1996 年 Sgarbossa 等通过在 GUSTO-Ⅰ试验中对 131 例急性心肌梗死合并左束支传导阻滞患者进行研究，提出了 3 个独立的心电图诊断标准：

①ST 段同向性（指与 QRS 主波方向一致）抬高≥ 1 mm（5 分）；

②V₁、V₂ 或 V₃ 导联 ST 段下移≥ 1 mm（3 分）；

③ST 段异向性（指与 QRS 主波方向相反）抬高≥ 5 mm（2 分）。

但 Sgarbossa 诊断方案被认为有较高的特异性

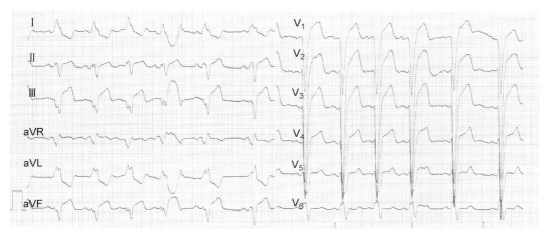

病例图 28-1 胸痛 7 h 心电图（常规 12 导联）。心电图描述详见正文

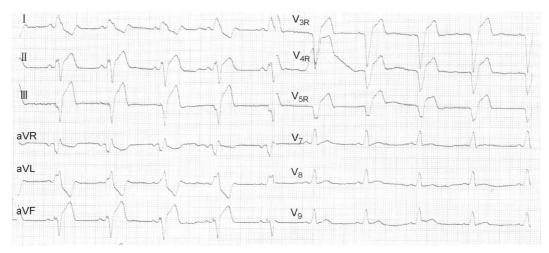

病例图 28-2 胸痛 7 h 心电图（右室、后壁导联）。心电图描述详见正文

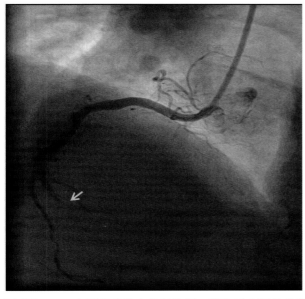

病例图 28-3 右冠状动脉左前斜位图，箭头示右冠状动脉远段闭塞病变

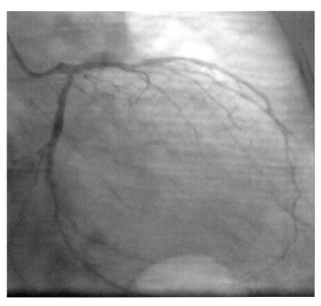

病例图 28-4 左冠状动脉右前斜加足位图

和阳性预测率，但敏感性及阴性预测率较差。只对大面积 AMI 有较高的检出率。

（2）ST-T 动态演变：熟悉 LBBB 与继发性 ST-T 改变特点，并与既往心电图进行对比，动态监测心电图的演变，急性下壁心肌梗死时 ST 段可以逐渐回落，本例患者动态观察即可看到 Ⅱ、Ⅲ、

aVF 导联 ST 段回落的变化。这也再次验证了 ST-T 动态演变在心肌梗死诊断中的价值。

（3）QRS 波群变化：振幅较前减低；若 QRS 主波向上，可出现起始 q 波；且可能出现终末 S 波，S 波有切迹；LBBB 的 M 形波的切迹明显，即 RSR′ 中 S 波变深。

病例 29　下壁、前壁心肌梗死伴完全性右束支传导阻滞

病例摘要：

患者中年男性，因"间断咳嗽、咳痰、夜间阵发性呼吸困难 2 个月，加重 1 个月"入院。既往高血压、糖尿病病史，吸烟史，入院查体：血压 112/70 mmHg，心率 78 次 / 分，心律齐。诊为心力衰竭、陈旧性下壁前壁心肌梗死、完全性右束支传导阻滞，超声心动图：左房左室增大，左室壁运动弥漫性减低（前壁、间隔、下壁心尖段运动消失），左室基底段室壁增厚，右室增大，右室壁运动减低，LVEF 30%，心包积液（少量）。心肌损伤标志物阴性。

心电图特点（病例图 29-1、29-2）：

- 窦性心律，心率 69 次 / 分；
- QRS 波时限 ≥ 0.12 s。
- Ⅱ、Ⅲ、aVF 导联，V₁ ～ V₅ 导联 QRS 波起始部可见 Q 波，Q 波时限大于 0.04 s，> 1/4R 波。
- aVR 导联 R 波增宽，Ⅰ、aVL、V₅、V₆ 导

联 S 波显著宽大，时限 ≥ 0.04 s。
- Ⅱ、Ⅲ、aVF 导联 ST 段抬高 ≥ 0.1 mV，T 波直立或低平。
- V₂ ～ V₅ 导联 ST 段弓背向上抬高 > 0.1 mV，V₂ ～ V₅ 导联 T 波倒置。

心电图诊断： 陈旧性下壁、前壁心肌梗死，近期的前壁心肌梗死伴完全性右束支传导阻滞。

冠状动脉造影（病例图 29-3 至 29-5）： LM：正常；LAD：中段次全闭塞，D2 开口狭窄 90%；LCX：中段狭窄 90%；RCA：中段狭窄 50%，可见向 LAD 远段侧支循环；对 LAD、LCX 行 PCI 治疗。

特点分析：

1. 从 Ⅱ、Ⅲ、aVF 导联，V₁ ～ V₅ 导联 QRS 波起始部可见 Q 波，伴随 V₁ ～ V₅ 导联 T 波倒置，而 ST 段无动态变化，诊断陈旧下壁、前壁心肌梗死明确。与超声心动图提示"前壁、间隔、下壁心尖段运动消失"相一致。

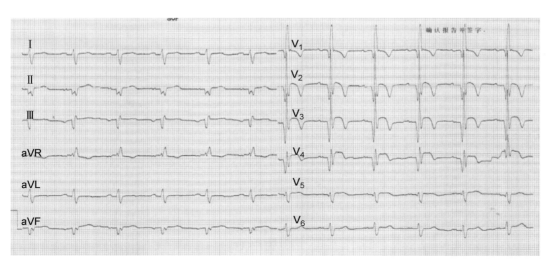

病例图 29-1　急诊心电图（常规 12 导联）。心电图描述详见正文

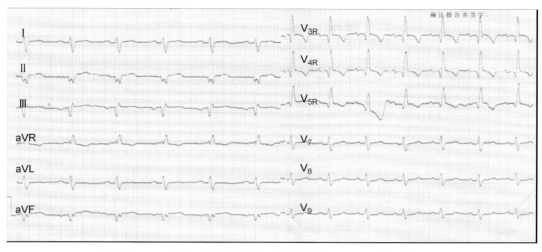

病例图 29-2　急诊心电图（后壁、右室导联）。心电图描述详见正文

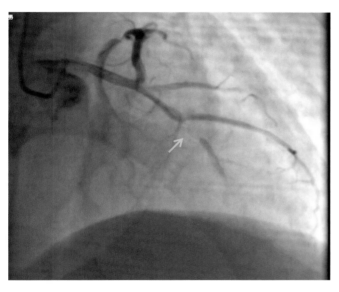

病例图 29-3　左冠状动脉后前位加头位图，箭头示 LAD 中段次全闭塞病变

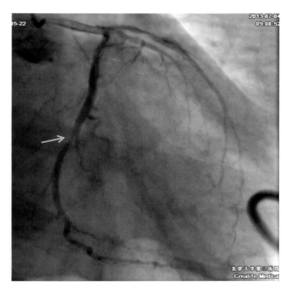

病例图 29-4　左冠状动脉右前斜加足位图，箭头示 LCX 中段重度狭窄

2. 从 QRS 波时限 > 0.12 s，V_1 导联呈 qR 型，V_5 导联呈 qrS 型，R、S 波宽大，ST-T 继发性改变，诊断为完全性右束支传导阻滞。

3. 本例造影证实为 LAD 中段次全闭塞，此心电图具有右束支传导阻滞基础上 LAD 闭塞导致的前壁及下壁心肌梗死的特点——右束支传导阻滞的心电图表现以及心肌梗死的 Q 波同时出现：

（1）右束支激动的范围位于室间隔右侧面一部分，因此，当右束支出现阻滞时，心室仍然首先从室间隔左侧面 1/3 处开始从左向右除极，形成的综合向量是向右前方，因此在 V_1 导联上就形成了第一个 R 波，相对的在 V_5 导联就是 Q 波，然后左室壁和室间隔开始除极，因为左室壁更占优势，所以抵消后形成了一个向左后的向量，在 V_1 导联上就是 S 波，V_5 导联上就是 R 波，最后激动右室壁和室间隔的上部，形成向右前的一个综合向量，因此在 V_1 导联上呈现为 R′ 波，V_5 导联上呈现为 S 波。因此，RBBB 初始除极向量与正常相同，只是在向量环的后部有改变，使 QRS 波终末 0.04 s 向量发生改变。而心肌梗死引起 QRS 波的向量改变主要在初始 0.03 ~ 0.04 s，因而两者同时存在时，二者的波形均得以显现。急性心肌梗死时完全性右束支传导阻滞发生率为 3% ~ 7%，主要发生于前壁心肌梗死，多为左前降支近端阻塞。本例冠状动

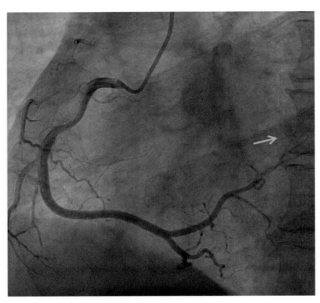

病例图 29-5　右冠状动脉左前斜位图，箭头示 RCA-LAD 侧支形成

脉造影显示 LAD 中段次全闭塞，考虑急性期血栓形成导致左前降支近段受累可能。

（2）前壁心肌梗死合并右束支传导阻滞者，绝大多数的室间隔会被累及。此时正常的自左向右的初始室间隔除极向量消失，心电图 V_{3R}、V_1、V_2 导联的 r 波也消失，出现宽大的 qR 波；左侧胸前导联有异常 Q 波，R 波降低。由于右束支传导阻滞，R 波后仍有宽大的 S 波。ST 段与 T 波的改变，与一般心肌梗死的改变相同。前壁心肌梗死如未累及室间隔时，右侧胸前导联，如 V_{3R}、V_1、V_2 导联仍出现右束支传导阻滞图形，呈 rsR′ 型波，但自 V_3 导联以左的各胸前导联中，则出现反映异常的初始 0.03 ～ 0.04 s 向量的宽大 q 波，仍可明确诊断前壁心肌梗死。

（3）完全性右束支传导阻滞通常不影响前壁、前间壁、前侧壁等心肌梗死的诊断，但下壁心肌梗死图形可受到轻微影响，假阳性率约为 3%，当 Ⅱ、Ⅲ、aVF 导联的 R 波异常消失，而出现病理性 Q 波等心电图改变是诊断下壁心肌梗死的一项可靠的诊断指标。

病例 30　广泛前壁、高侧壁心肌梗死伴完全性右束支传导阻滞

病例摘要：

患者中年男性，因间断胸痛半月，加重 4 h 入院。既往高血压病史，吸烟史。入院查体：血压 160/92 mmHg，心率 64 次 / 分，心律齐。心电图如图 30-1，诊为急性高侧壁、广泛前壁心肌梗死。

心电图特点（病例图 30-1）：

- 窦性心律，心率 64 次 / 分；
- QRS 波时限 ≥ 0.12 s；
- V_1 导联呈 rsR，R 波粗钝，Ⅰ、aVL、V_5 ～ V_6 导联呈 qRS，S 波宽大，时限 ≥ 0.04 s；
- Ⅰ、aVL、V_1 ～ V_6 导联 ST 段抬高，V_2 ～ V_4 导联 T 波高尖，Ⅲ、aVF 导联 ST 段压低，T 波倒置。

心电图诊断： 急性广泛前壁、高侧壁心肌梗死伴完全性右束支传导阻滞。

冠状动脉造影（病例图 30-2）： LM：正常；LAD：近中段 D1 发出处狭窄 99%，可见血栓影，中段狭窄 50% ～ 60%，远段 TIMI 血流 2 级，D1 开口狭窄 95%；LCX：大致正常；RCA：正常；对

LAD 行急诊 PCI 治疗。

特点分析：

1. 从 Ⅰ、aVL、V_1 ～ V_6 导联 ST 段抬高，V_2 ～ V_4 导联 T 波高尖，Ⅲ、aVF 导联 ST 段压低，T 波倒置，诊断急性广泛前壁、高侧壁心肌梗死明确。

2. 从 QRS 波时限 ≥ 0.12 s，V_1 导联呈 rsR，R 波粗钝，Ⅰ、aVL、V_5 ～ V_6 导联呈 qRS，S 波宽大，时限 ≥ 0.04 s，诊断为完全性右束支传导阻滞。

3. 本例造影证实为 LAD 近中段 D1 发出处狭窄 99%，可见血栓影，此心电图具有 LAD 闭塞导致的急性心肌梗死合并右束支传导阻滞的特点：

（1）前壁心肌梗死合并完全性右束支传导阻滞，为左冠状动脉前降支近端阻塞，多为广泛前壁心肌坏死。解剖学上右束支较细长，沿室间隔右侧走行，传导位置浅表，其中段与远段大多只有间隔支单一供血，因而前壁心肌梗死并发右束支传导阻滞较为多见。

（2）急性前壁心肌梗死时，V_1 ～ V_3 导联 ST

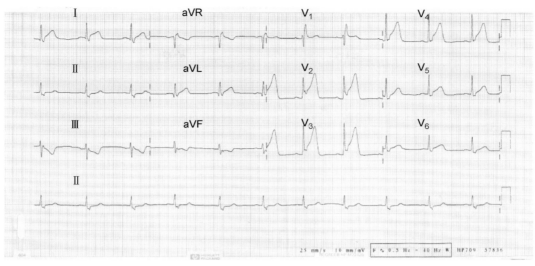

病例图 30-1 胸痛 4 h 心电图。心电图描述详见正文

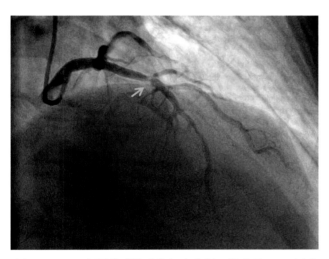

病例图 30-2 左冠状动脉后前加头位图，箭头示 LAD 近中段 D1 发出处狭窄 99%，可见血栓影

段弓背向上抬高，T 波直立；合并右束支传导阻滞时，右胸前导联继发性 ST 段压低及 T 波倒置，二者可相互影响，使 ST 段抬高程度减轻，T 波可以倒置或低平，但双支对称。本例患者胸痛后就诊时间早，急性期心肌梗死的 ST-T 向量改变经与右束支传导阻滞的 ST-T 向量改变整合后仍以急性期心肌梗死的 ST-T 向量改变为主要表现。

简要知识总结：

急性心肌梗死合并束支传导阻滞的心电图，尤其是合并左束支传导阻滞时，在识别上较为困难，需要熟知束支传导阻滞，尤其是继发性 ST-T 改变的图形表现。束支传导阻滞可能是在心肌梗死发生前即存在，也可能是新发。如果是新发的束支传导阻滞，往往提示梗死时间较长，室间隔受累较深或已经出现室间隔穿孔等高危情况。

第八节　特殊原因心肌梗死的心电图

病例 31　冠状动脉非阻塞性心肌梗死（MINOCA）（一）

病例摘要：

患者为中年男性，主因"发现 cTnI 升高 1 h 余"就诊。患者因高血压就诊于门诊时，查 cTnT 2.013 μg/L，心电图示窦性心律，V_2、V_3 导联 ST 段上斜型抬高 ≤ 0.3 mV，否认胸痛、胸闷等不适。

既往有高血压病史，饮酒 20 年，每日酒精摄入约 50 g。冠状动脉造影未见明显异常。发病 7 天内查静息态心肌核素显像：①左心室前壁心肌血流灌注减低；②左心室下后壁、前侧壁心肌血流灌注减低不除外。考虑心肌损伤明确，冠状动脉非阻塞性心肌梗死、微血管病变可能性大。冠心病二级预防药物治疗。2个月后复查心肌核素：心肌血流灌注 / 代谢稍欠均匀，未见明显心肌梗死节段，左室心腔不大，心尖部运动略减弱。

心电图特点（病例图 31-1、31-2）：

- 窦性心律，心率 96 次 / 分；

- $V_1 \sim V_3$ 导联 ST 段抬高 0.1 mV，V_3 导联 R 波递增稍差；

- II 导联 ST 段抬高 0.1 mV，无对应导联 ST 段压低；

- 复查心电图无动态变化。

心电图诊断：不典型心电图改变，非 ST 段抬

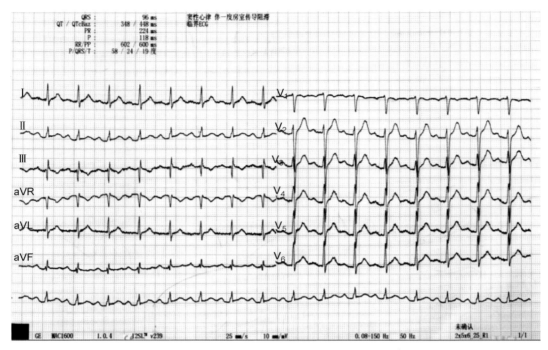

病例图 31-1　胸痛 1 h 心电图。心电图描述详见正文

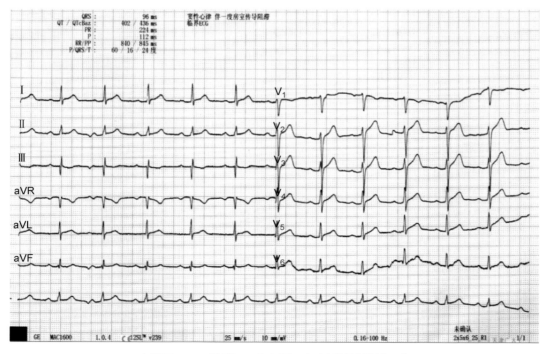

病例图 31-2　胸痛 4 h 心电图。心电图描述详见正文

高型心肌梗死

冠状动脉造影（病例图31-3、31-4）：冠状动脉未见明显异常。

特点分析：

本病例的心电图没有明显的 ST 段偏移，Ⅱ导联的 ST 段、$V_1 \sim V_3$ 导联 ST 段略抬高未见相应定位组合的其他导联 ST 段偏移，无对应导联 ST 段变化，无动态变化，不是典型的心肌缺血表现。本例患者无胸痛症状，心电图无典型缺血表现，但肌钙蛋白升高，结合患者本次发病以血压升高为主要表现，心肌核素检查显示左室前壁心肌血流灌注

减低、心肌损伤，2 个月后复查核素检查提示缺血减轻，考虑急性期微循环功能障碍所致心肌损伤可能性大。微循环功能障碍分为功能性和结构性两种情况，其中功能性表现为弥漫但分布不均匀的前小动脉和小动脉痉挛，通常难以表现出典型的心电图定位性改变。微循环功能障碍在高血压、糖尿病、围绝经期、严重烟酒嗜好的患者中比较常见，尤其是当出现高血压急症的情况下，可能引起室壁张力急骤上升、儿茶酚胺分泌增加，可能引发严重的微循环功能障碍。

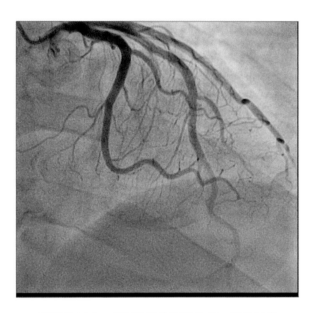

病例图 31-3　左冠状动脉造影头位，未见异常

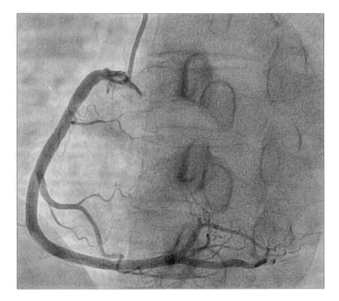

病例图 31-4　右冠状动脉造影左前斜位，未见异常

病例32　冠状动脉非阻塞性心肌梗死（MINOCA）（二）

病例摘要：

患者老年男性，主因"间断胸痛 1 天，加重 11 h"就诊。患者入院 1 天前出现胸前区剧烈疼痛，伴左背部放射，自测血压为 167/90 mmHg，心率 80 次 / 分，自服速效救心丸 6 粒，持续半小时后缓解。11 h 前，再次出现胸前区剧烈疼痛，程度较前明显加重，测血压为 170/90 mmHg，持续约 4 h 无明显缓解。查 cTnI 0.91 ng/ml。

心电图特点（病例图 32-1）：

- 窦性心律，心率 87 次 / 分；
- $V_1 \sim V_3$ 导联呈 QS 型，$V_1 \sim V_4$ 导联 ST 段抬高，T 波倒置。

心电图诊断：急性广泛前壁心肌梗死。

冠状动脉造影（病例图 32-2 至 32-4）：LM：正常；LAD：近段局部狭窄40% ~ 50%，显影淡，中段肌桥，收缩期狭窄40% ~ 50%，远段局限狭

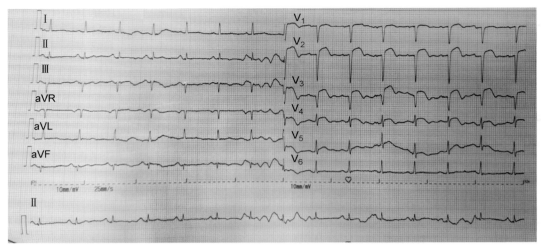

病例图 32-1   再发胸痛 11 h 心电图。心电图描述详见正文

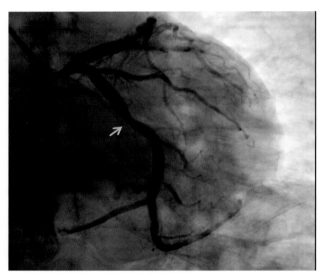

病例图 32-2   LCA 造影左前斜加足位，箭头示 LCX 轻度狭窄

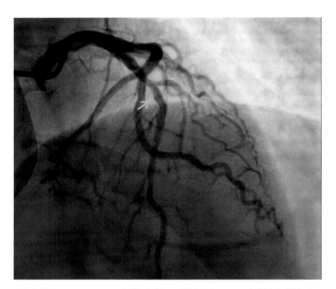

病例图 32-3   LCA 造影头位，箭头示 LAD 中段轻度狭窄

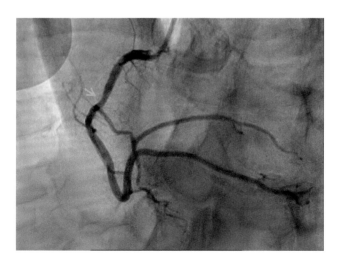

病例图 32-4   RCA 造影左前斜加头位，箭头示 RCA 中段轻度狭窄

窄 40% ～ 50%，D1 开口狭窄 50% ～ 60%；LCX：轻段狭窄 20%；RCA：中段弥漫长病变，狭窄 30% ～ 40%。7 天后复查冠状动脉造影示 LAD 近段局部狭窄 20% ～ 30%。

光学相干断层成像（OCT）影像（病例图 32-5）： LAD 近段可见偏心钙化斑块破裂，箭头示夹层片，并可见较多巨噬细胞浸润，提示为不稳定斑块。

特点分析：

当我们遇到定位明确，且演变特点符合病程的心电图改变时，需要考虑到是否存在心电图定位血管的斑块破裂、血栓自溶等情况。本例患者的心电图 V$_3$ 导联已经形成典型 QS 型波，V$_4$ 导联仍然存在 R 波，提示受累导联以 V$_1$ ～ V$_3$ 为主，病变

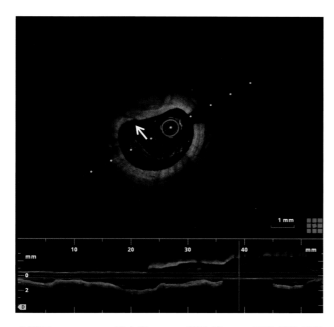

病例图 32-5 LAD 近中段 OCT，箭头示 LAD 近段斑块破裂

局限于前壁，结合造影结果，考虑 LAD 在对角支发出后的病变可能为罪犯病变。OCT 结果也证实了这一推测，在对角支发出后可见破裂斑块，但未见血栓，考虑为血栓自溶。随着腔内影像学使用的增加，对于 MINOCA 病例的认知也在逐渐加深，遇到此类具有明确定位和坏死特征的心电图时，建议进行腔内影像学检查，以明确梗死原因。

病例 33 自发性冠状动脉夹层

病例摘要：

患者中年女性，主因"间断胸痛 8 个月，加重 12 h"就诊。患者入院 8 个月前活动时出现胸骨后压榨样痛，伴咽部紧缩感、气短，可忍受，不影响活动，持续数 10 min 自行好转。12 h 前突发胸痛，放射至咽部，深呼吸时加重，伴心悸、呼吸困难。心电图提示窦性心动过缓，心率 47 次 / 分，未见 ST-T 改变。cTnI 0.38 ng/L。既往有子宫肌瘤、缺铁性贫血病史。

心电图特点（病例图 33-1）：

● 窦性心律，心率 47 次 / 分；

● II、III、aVF 导联 ST 段略抬高，形态表现为轻度的弓背向上；

● 对应导联 I、aVL 仅表现为 ST 段形态上的异常，无明显偏移。

心电图诊断： 急性下壁心肌梗死。

冠状动脉造影（病例图 33-2 至 33-4）： LM：正常；LAD：正常；LCX：正常；RCA：中段发出锐缘支后弥漫变细。于冠状动脉内给予硝酸甘油 200 μg 共 10 次，RCA 狭窄无改善。

OCT（病例图 33-5、33-6）： RCA 中段以远自发性夹层引起壁内血肿，远段伴有痉挛。最小管

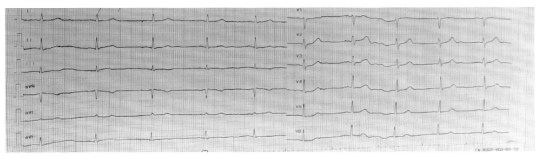

病例图 33-1 再发胸痛 11 h 心电图。心电图描述详见正文

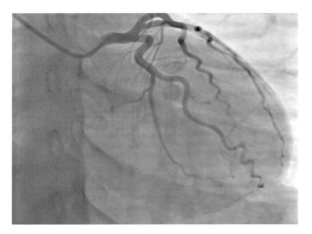

病例图 33-2　LCA 造影左前斜加足位，LCA 无明显异常

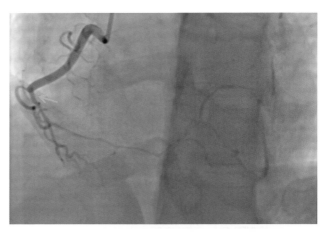

病例图 33-3　RCA 造影左前斜位，箭头示部位以近无明显异常，以远血管弥漫狭窄

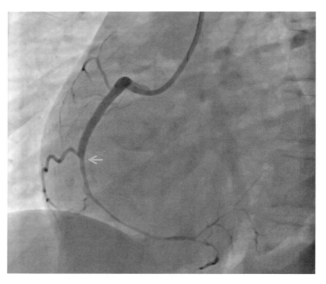

病例图 33-4　RCA 造影左前斜加头位，箭头示部位以近无明显异常，以远血管弥漫狭窄

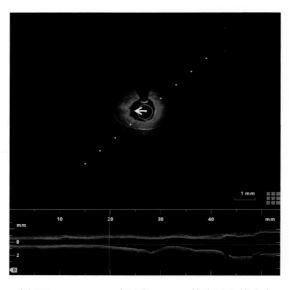

病例图 33-5　RCA 中远段 OCT，箭头示血管痉挛

腔面积（MLA）1.05 mm²，最小管腔直径（MLD）1.05 mm。

特点分析：

患者表现为 NSTE-ACS。冠状动脉造影结果显示 RCA 从中段以后弥漫变细，OCT 证实为自发性冠状动脉夹层（SCAD）。从 SCAD 造影分型上为 Ⅱ 型。主要的鉴别诊断是冠状动脉痉挛，但反复于冠状动脉内注射硝酸甘油，管径改善不明显。从心电图上看，由于痉挛多为急性、快速血流减少或中断，相应的 ST-T 改变快速且幅度较

大；由于 Ⅱ 型 SCAD 主要累及血管中远段，此部分血管管腔较小，灌注压偏低，内膜撕裂及血肿形成过程相对较长，因此心电图较少表现为戏剧性的变化。

育龄期女性出现冠状动脉自发夹层的情况并不罕见，所以对于没有明显危险因素的育龄期女性患者，需要高度警惕本病。Yip-Saw 血管造影分型将 SCAD 分为三型：Ⅰ 型：冠状动脉造影中可见确切内膜撕裂及造影剂滞留。Ⅱ 型：血肿压迫冠状动脉真腔，致血管腔呈弥漫性（长度≥ 20 mm）、

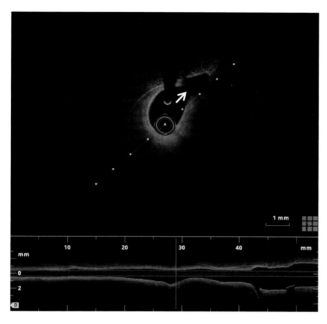

病例图 33-6　RCA 中远段 OCT，箭头示血肿入口

中重度狭窄甚至完全闭塞。该类型多位于冠状动脉中段，假腔可延伸至血管远端。Ⅲ型：其表现与冠状动脉粥样硬化斑块所致的管腔局限 / 管状狭窄相似，此类患者通过造影难以完全区分，需借助冠状动脉内成像鉴别。

简要知识总结：

SCAD 引起急性冠状动脉事件与血管壁内血肿引起的冠状动脉真腔受压有关。大多数可能与中膜层初发的血肿导致"由外向内"的压迫机制有关。SCAD 的患病率在急性冠脉综合征患者中预计高达 4%，在女性中更为普遍，可能占 50 岁以下女性 ACS 的 35%，是导致妊娠相关性心肌梗死的重要原因。但是，性激素如何导致 SCAD 的风险仍未完全了解。由于 SCAD 与肌纤维发育不良相关，建议进行从头至骨盆的动脉成像以明确冠状动脉以外的血管异常。可以考虑对结缔组织病和动脉综合征（如马方综合征、Loeys-Dietz 综合征和 Ehlers-Danlos 综合征）进行基因检测，尽管这些疾病仅占事件的 5% ～ 9%。其他遗传标志物和相关标志物仍在研究中，可以考虑转诊进行正式的遗传学评估。

临床表现与其他原因引起的急性冠脉综合征相似，但通常由于患者为年轻或中年人而没有心血管危险因素，因此可能会被漏诊。2/3 的患者在事件发生前会感到极度的身体或情绪压力，妊娠相关性 SCAD 最常见于分娩后的第 1 周。冠状动脉造影术应由经验丰富的介入心脏病专家进行。左前降支最常受累，其中远段是 SCAD 的好发部位。大多数 SCAD 表现为弥漫性狭窄（Ⅱ型），以及小部分类似动脉粥样硬化的局灶性狭窄（Ⅲ型）。

建议进行诊断性冠状动脉造影，但经皮冠状动脉介入治疗与较高的并发症发生率和次优结局相关，包括医源性剥离或血肿扩散的风险。如果是冠状动脉远端受累或保留冠状动脉血流的情况下有轻微的持续缺血，则可避免使用器械治疗，因为经保守治疗的 SCAD 患者 95% 可在 30 天内痊愈。应避免使用溶栓药物，对于左心室功能不全应使用标准心力衰竭药物，对于高血压应予治疗。他汀类药物不适用于 SCAD 的治疗。

SCAD 后胸痛较为常见，可持续数月。由于有创性血管造影术的医源性风险，应考虑连续心电图和生物标志物评估，以及无创性冠状动脉 CTA 检查。硝酸酯类药物可能有效，但使用易受到低血压和偏头痛的限制。10% ～ 30% 的患者有复发性 SCAD，但目前对复发相关的因素仍知之甚少。建议控制高血压，目前认为使用 β 受体阻滞剂是合理的。SCAD 后，通常不鼓励怀孕，但有强烈怀孕意愿的女性应该接受周密的孕前咨询。应与患者讨论避孕方法。有效的选择包括皮下左炔诺孕酮埋植剂和宫内节育器，此方法还可以减少月经失血，因此对与双联抗血小板治疗相关性出血增加的女性有益。

未来 SCAD 的研究领域包括：激素的作用、最佳诊断方法、血运重建适应证和技术、抗血小板和其他药物的使用、SCAD 复发的危险因素和不良结局，以及遗传学机制。

病例 34　Kounis 综合征（Kounis syndrome，KS）

病例摘要：

患者中年男性，主因"胸痛 40 min"就诊。患者 40 min 前无明显诱因突发胸痛，持续不缓解。就诊后症状反复发作，发作时心电图显示 I、aVL 导联 ST 段抬高，或 II、III、aVF 导联 ST 段抬高，查血常规：白细胞（WBC）10.69×10⁹/L，嗜酸性粒细胞（Eos）百分比 9.0%。既往有支气管哮喘病史半年，吸入"舒利迭"；1 周前开始服用中药。有吸烟史。

心电图特点：

- 症状发作心电图 1（病例图 34-1）：窦性心律，I、aVL 导联 ST 段抬高 0.2 mV，II、III、aVF 导联 ST 段下斜型压低 0.2 mV。

- 症状发作心电图 2（病例图 34-2）：窦性心律，II、III、aVF 导联 ST 段抬高 0.3 mV，I、aVL 导联 ST 段压低。

- 症状缓解心电图（病例图 34-3）：相应变化导联 ST 段均恢复至等电位线。

心电图诊断：ACS，变异型心绞痛

冠状动脉造影（病例图 34-4、34-5）：LM：体部狭窄 50%，于冠状动脉注射硝酸甘油后改善；LAD：近中段狭窄 20%～30%；LCX：近段狭窄 80%，中段狭窄 50%，于冠状动脉注射硝酸甘油后

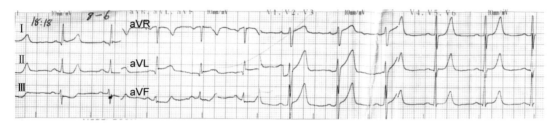

病例图 34-1　胸痛发作时心电图 1。心电图描述详见正文

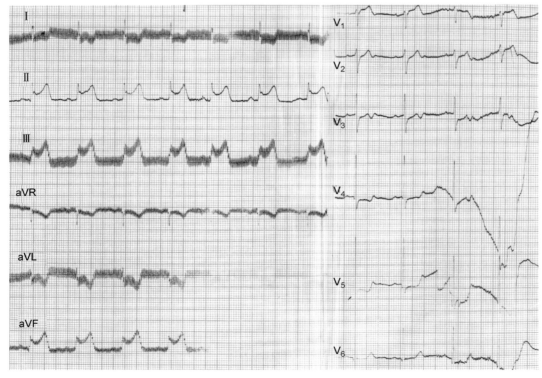

病例图 34-2　胸痛发作时心电图 2。心电图描述详见正文

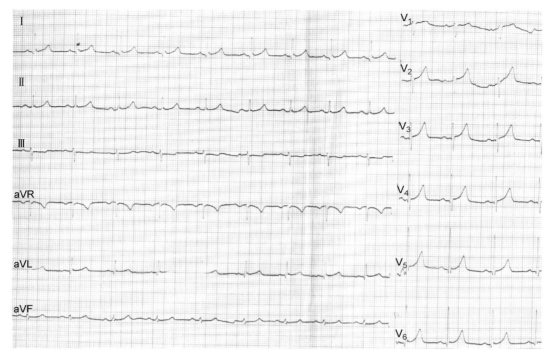

病例图 34-3　胸痛缓解时心电图。心电图描述详见正文

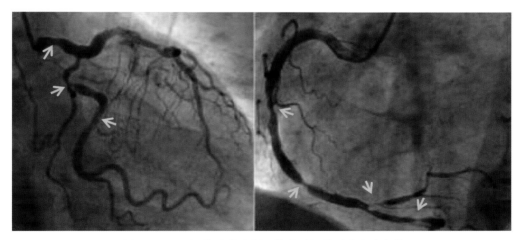

病例图 34-4　冠状动脉造影，箭头示冠状动脉痉挛部位

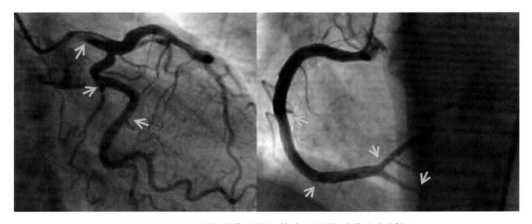

病例图 34-5　冠状动脉造影，箭头示冠状动脉痉挛缓解

改善；RCA：中远段、PDA、PL 多处局限性狭窄 80%，于冠状动脉注射硝酸甘油后改善。

特点分析：

通常认为严重的冠状动脉痉挛可以引起变异型心绞痛，如果造成心肌缺血时间较长，则可以引起心肌细胞坏死，形成急性心肌梗死。多数患者的冠状动脉痉挛以右冠状动脉多见，也有表现为多支血管，甚或全血管床痉挛。从症状的反复发作，以及心电图的动态变化，不难完成诊断。本病例非常具有特点，反复出现的心电图改变定位不固定，出现过高侧壁、下壁等定位特点，更加支持预判为冠状动脉痉挛。造影结果也显示了局限性病变，无狭窄部位血管床较光滑等典型的冠状动脉痉挛特点。

简要知识总结：

KS 被定义为在超敏反应和过敏或过敏性损伤的情况下，与肥大细胞和血小板激活有关的 ACS 的并发症。KS 是基于临床表现进行诊断，但是由于医生的不了解，许多病例可能被漏诊或诊断不足，以目前的知识水平很难确定 KS 的流行率或真

正的发病率。报道显示，每年每 10 万居民中伴有循环系统症状的过敏性休克发病率为 7.9%～9.6%，病死率为 0.0001%，急诊科所有入院患者和过敏症患者中 KS 的发病率分别为 19.4/10 万和 3.4%[1]。另有报告显示，KS 最常见的患病年龄是 40～70 岁（68%）。KS 的危险因素包括以前的过敏史、高血压、吸烟、糖尿病和高脂血症。诱发 KS 的原因正在迅速增加，在已确定的各种诱因中，最常见的诱因是抗生素（27.4%）和昆虫叮咬（23.4%）[2]，然而更多的诱因仍未被发现。KS 被认为是"并非罕见，而是诊断不足"。

参考文献

[1] Kounis NG，Zavras GM. Histamine-induced coronary artery spasm: the concept of allergic angina. Br J Clin Pract，1991，45（2）：121-8.

[2] Abdelghany M，Subedi R，Shah S，Kozman H. Kounis syndrome: a review article on epidemiology，diagnostic findings，management and complications of allergic acute coronary syndrome. Int J Cardiol，2017，232：1-4.

拓展阅读（一） 急性冠脉综合征的非典型心电图表现——巨 R 波综合征

ACS 是高危胸痛疾病，具有猝死风险，需第一时间识别并给予相应处理。心电图是当前协诊 ACS 的重要检查手段。经典的 ACS 心电图可表现为 ST 段压低或者抬高，同时伴有 QRS 波群 -ST 段 -T 波形态的动态演变。但亦有一些少见的 ACS 心电图表现并不典型，若无法及时正确识别并处理，可能会导致不良预后。本文拟阐述一类特殊类型的 ACS 心电图表现——巨 R 波综合征，以期加强临床医生对 ACS 的识别能力。

心电图特点

巨 R 波综合征的心电图特点为：特征性巨型 R 波，伴 QRS 波增宽、ST 段下斜型抬高，R 波降支与 ST-T 融合成单相 QRS-ST 复合体。面向缺血区导联 S 波消失，损伤镜像区导联 S 波宽大。心率快时易被误诊为室性心动过速（拓展图 1-1）[1]。

简要知识总结：

巨 R 波综合征最早由 Prinzmental 于 1960 年

报道，一例变异型心绞痛患者发作时被记录到一过性 R 波增宽、增高并和明显抬高的 ST 段融合并呈同向改变，形成巨大 R 波，故而得名"巨 R 波综合征"。随后 Faillace 亦报道了 36 例急性心肌梗死早期一过性的类似心电图改变[1]。因巨 R 波表现仅为一过性，多持续数分钟，随缺血的恶化或改善而消失，故在动物实验中较为常见，但在临床中常因患者未能及早就诊或缺乏连续监测，或病灶局限，而罕有被记录到；又或者因临床少见，认识不足，易被误诊为室性心动过速或室内阻滞。

巨 R 波综合征表现主要一过性出现在急性心肌梗死（前壁或下壁）超急期，亦可出现在急性期，此外还可一过性出现在严重的短暂心肌缺血，如冠状动脉介入治疗术中、变异型心绞痛、运动负荷试验时[2]，亦有报道 Takotsubo 综合征患者也可表现为巨 R 波综合征[3]。

巨 R 波综合征的发生机制可能包括：①急性

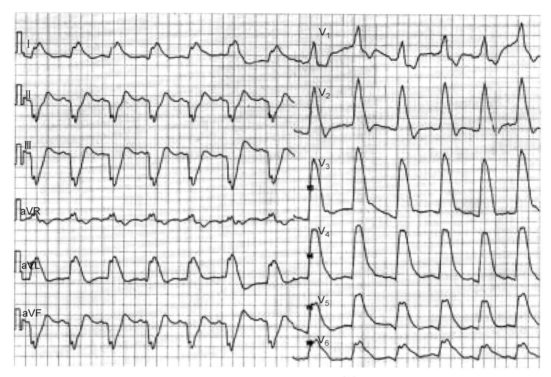

拓展图 1-1　巨 R 波综合征[1]

损伤阻滞：损伤的心肌组织导致传导减慢，使损伤区延迟缓慢除极，除极结束迟后于正常心肌，除极向量不能被中和抵消，引起 R 波增高和终末增宽，即急性损伤阻滞。②梗死周围传导阻滞：巨 R 波样心电图改变偶见于急性期梗死周围（外膜面）存活损伤心肌传导缓慢和激动延迟，即梗死周围阻滞有关。与急性心肌梗死超急性期不同点是巨 R 波综合征时 R 波前有病理性 Q 波。

综上，巨 R 波综合征临床罕见，但预示着严重冠状动脉病变，需积极识别并处理。

参考文献

［1］陈濛濛 . 巨 R 波综合征［J］. 临床心电学杂志，2021，30（1）：59-60.

［2］Ortega-Carnicer J. Giant R wave, convex ST-segment elevation, and negative T wave during exercise treadmill test［J］. J Electrocardiol, 2004, 37（3）: 231-236.

［3］Wang Y, Guo W, Ma J. Takotsubo cardiomyopathy and giant r wave syndrome mimicking acute myocardial infarction: A case report［J］. Medicine（Baltimore），2019，98（9）：e14677.

第三章

易与急性冠脉综合征混淆的
心电图表现

在临床工作中，也会遇到一些心电图改变在某些方面与急性冠脉综合征的心电图表现相类似，可能产生混淆，造成临床上的误判。有一些误判可能只是增加了患者的有创操作和诊疗费用；有一些则可能造成治疗原则的完全改变，产生严重的后果。在这一部分中，我们将对于类急性冠脉综合征的心电图进行汇总，以供参考。

病例 35　急性肺栓塞（一）

病例摘要：

患者老年女性，胸骨后紧缩感伴胸闷 20 天，加重 1 天，并出现晕厥 1 次。既往高血压、高脂血症史。入院查体：血压 110/80 mmHg，心率 84 次 / 分，心律齐。辅助检查：cTnT 0.098 ng/ml，D- 二聚体（D-Dimer）2.26 ng/ml，血气：$PaCO_2$ 37 mmHg，PaO_2 66 mmHg，SaO_2 92%，超声心动图示左室舒张功能减退，LVEF 77%。行冠状动脉造影示 LAD 中段狭窄 70%，显影淡，即刻行 PCI 治疗。术后患者胸闷症状未缓解，查 D-Dimer 仍高，血氧仍偏低。不除外肺栓塞的可能，进一步行肺动脉造影检查。

心电图特点（病例图 35-1）：

● 窦性心动过速；

● $V_1 \sim V_4$ 导联 ST 段抬高、T 波倒置；

● Ⅲ 导联 T 波倒置。

心电图诊断：窦性心动过速，T 波改变，Wellens 综合征？

冠状动脉造影（病例图 35-2）：LM：正常；LAD：中段狭窄 70%；LCX：正常；RCA：内膜不光滑；对 LAD 行 PCI 治疗。

肺动脉 CTA（CTPA）（病例图 35-3）：肺动脉 CTA 显示：双肺动脉叶级分支内多发充盈缺损。

特点分析：

1. 患者为老年女性具有动脉粥样硬化的危险因素，临床症状表现为胸骨后紧缩感伴气短，心电图表现为 $V_1 \sim V_4$ 导联 ST-T 改变，心肌损伤标志物轻度升高，冠状动脉造影提示 LAD 中段狭窄 70%，显影淡，怀疑冠状动脉内存在不稳定斑块，患者胸骨后紧缩感可能与之相关，因此对 LAD 进行了介入治疗。

2. 上述的检查结果和结论无法解释患者突发的晕厥、冠状动脉介入治疗后症状并未明显好转。由于患者持续低氧血症及 D-Dimer 升高，进一步行肺动脉 CTA 检查，之后确诊为多发肺动脉栓塞。

3. 急性肺栓塞由于栓子的大小、范围和急性程度不同，心电图和症状明显不同。心电图改变主要与肺栓塞引起的右心后负荷增加、右心扩大、右心功能异常以及右室壁心肌缺血缺氧有关。此时由于右心室的负荷增加，心脏发生顺钟向转位，并更趋向垂位。投影在心电图肢体导联上可表现为 $S_I Q_{III} T_{III}$，aVR 导联终末 R 波增大，约占 37%[1]。更常见的表现为 Ⅲ、aVF 及胸前 $V_1 \sim V_4$ 导联 T 波倒置、顺钟向转位（$V_1 \sim V_4$ 导联都表现为 rS 型）、新出现的完全性或不完全性右

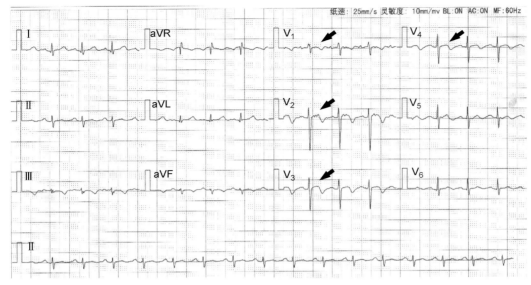

病例图 35-1　急诊心电图。箭头示胸前 V_1 ～ V_4 导联顺钟向转位，V_1 ～ V_4 导联 ST 段弓背抬高及 T 波倒置

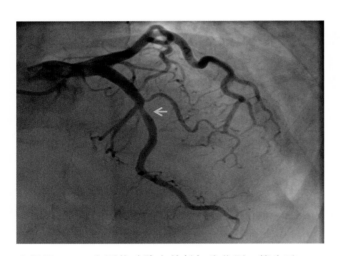

病例图 35-2　左冠状动脉右前斜加头位图，箭头示 LAD 70% 狭窄

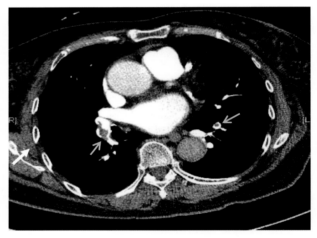

病例图 35-3　肺动脉 CTA，箭头示双肺动脉叶级分支内多发充盈缺损

束支传导阻滞或 V_1 ～ V_3 导联 ST 段抬高、电轴右偏[2-3]。本例患者心电图表现为 V_1 ～ V_4 导联 ST 段抬高、T 波倒置。这种类型的心电图表现有时会被误诊为冠心病导致的心肌缺血。

4. 仔细回顾本例患者，也可以看到 I 导联产生 S 波，III 导联 T 波倒置等表现，但是由于超声心动图显示右心负荷没有显著增加，因此没有出现明显的 S 波增宽等表现。

参考文献

[1] Rodger M., Makropoulos D., Turek M., et al. Diagnostic value of the electrocardiogram in suspected pulmonary embolism. Am J Cardiol, 2000, 86（7）: 807-809, A10.

[2] Sreeram N., Cheriex E.C., Smeets J.L., et al. Value of the 12-lead electrocardiogram at hospital admission in the diagnosis of pulmonary embolism. Am J Cardiol, 1994, 73: 298-303.

[3] Stein P.D., Terrin M.L., Hales C.A, et al. Clinical, laboratory, roentgenographic, and electrocardiographic findings in patients with acute pulmonary embolism and no preexisting cardiac or pulmonary disease. Chest, 1991, 100: 598-603.

病例 36　急性肺栓塞（二）

病例摘要：

患者中年女性，主因"急性胸痛和呼吸困难2 h"入院。患者2周前有骨科手术史，术后口服利伐沙班 15 mg 2 次 / 日治疗。本次无诱因再发胸痛和呼吸困难，心电图示 Ⅱ、Ⅲ、aVF 导联 ST 段抬高。化验示 cTnI 0.06 ng/ml，D-Dimer 2910 ng/ml；血气分析：PaO_2 55 mmHg，$PaCO_2$ 26 mmHg。诊断急性下壁后壁心肌梗死、Ⅰ型呼吸衰竭。CTPA 示双肺多发栓塞。冠状动脉造影示 LM：正常；LAD：正常；LCX：正常；RCA：PL 完全闭塞。经过血栓抽吸后 PL 未见残余狭窄。超声心动图示室壁节段性运动异常，肺动脉收缩压（PASP）35 mmHg，卵圆孔未闭。

心电图特点（病例图 36-1）：

- 窦性心律，心率 95 次 / 分；
- V_2 导联 R 波较高；
- Ⅱ、Ⅲ、aVF 导联 ST 段抬高，$V_1 \sim V_3$ 导联 ST 段略压低，aVL 导联 ST 段压低。

心电图诊断： 急性下后壁心肌梗死

冠状动脉造影（病例图 36-2）： PL 完全闭塞，余血管未见异常。

肺动脉 CTA（病例图 36-3）： 双肺多发肺栓塞。

特点分析：

本患者表现为急性肺栓塞和急性下壁心肌梗死并存。心电图除了典型的下壁心肌梗死图形外，还有如下特点：

1. 患者可见 S_I 和 Q_{III}，但由于 STEMI 影响，无法观察到 Ⅲ 导联的 T 波倒置，也没有表现为 S 波增宽或 RBBB，从心电图上诊断肺栓塞证据不充分。这样程度的表现也与 PASP 仅轻度升高相符。

2. ST 段抬高幅度 Ⅲ＞Ⅱ，符合 RCA 受累的特点。从临床过程上，患者有严重的低氧血症，但心电图的血管定位相对局限，ST 段抬高幅度不大，提示心肌损伤的范围不大，不能解释严重低氧血症。结合 D-Dimer 升高、骨科手术病史，高度怀疑肺栓塞，并最终经过 CTPA 证实。由于其他冠状动脉几乎完全正常，经血栓抽吸后，PL 无明显病变，考虑为栓塞，判断心肌梗死的原因为静脉血栓经卵圆孔未闭（PFO）处造成的逆行栓塞。

简要知识总结：

急性肺栓塞（pulmonary thrombosis，PE）的诊断对临床医生来说仍然是一个挑战。在 PE 患者

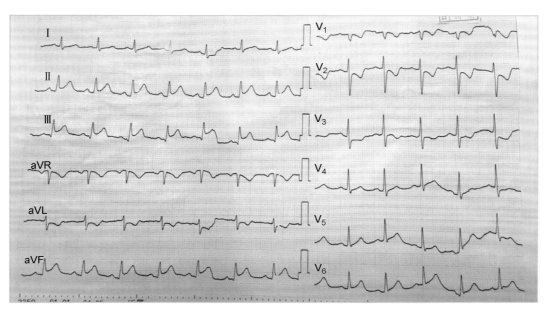

病例图 36-1　胸闷气短 2 h 心电图

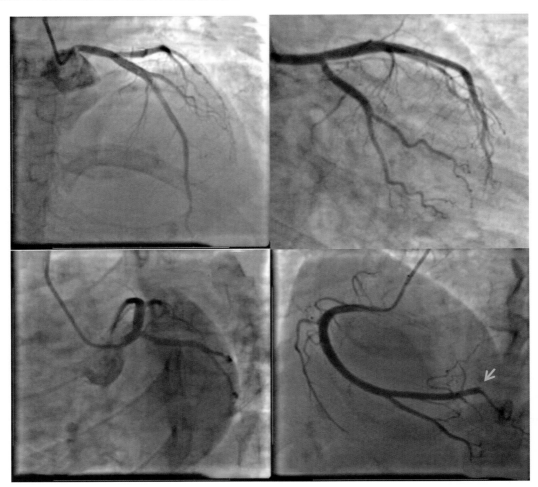

病例图 36-2　冠状动脉造影，箭头示 PL 完全闭塞

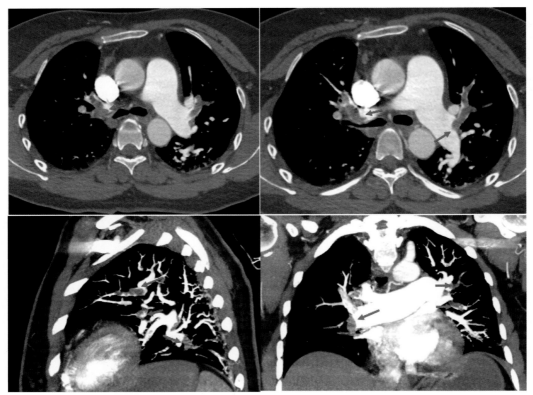

病例图 36-3　肺动脉 CTA，箭头示充盈缺损，为肺栓塞表现

的心电图中可出现 28 种非特异性的心电图改变。与大叶动脉或分支脉 PE 患者相比，肺动脉主干或主肺动脉（main pulmonary artery，MPA）的 PE 患者的心电图变化发生率明显不同。肺动脉主干或 MPA 栓子的患者更有可能表现出中度或重度心房颤动、左心房扩大或心室的透壁或非透壁性心肌缺血。$S_I Q_{III} T_{III}$ 是急性 PE 中常见也是重要的心电图变化，多由大面积栓塞引起。这种栓塞可引起急性

房室扩张和心电轴右偏。在 PE 病例中，非特异性 ST-T 改变的发生率非常高。急性 PE 可以引起 ST 段压低或抬高，主要是在面向右室和侧壁的导联。III 和 aVF 导联对应于右室下壁，而 V_1 导联面对的是右室前壁。上述导联的 ST 段抬高提示右室的透壁性缺血。aVR 导联的 ST 段抬高对应的是右室流出道和右室间隔的缺血以及左室内膜下的缺血。

病例 37 　重症心肌炎

病例摘要：

患者中年女性，入院前 3 天无明显诱因感背部隐痛，无放射，持续 10 h 余部分缓解，伴明显乏力，头晕。查体：体温 37.8℃，血压 94/60 mmHg，脉搏 90 次 / 分，呼吸 18 次 / 分，双肺未闻及干湿啰音；心率 90 次 / 分，心音稍钝，A2 = P2，心律齐，未闻及杂音，双下肢无水肿。查 cTnI 4.2 ng/ml，CK-MB 108 U/L，N 末端利钠肽前体（NT-proBNP）1470 pg/ml。超声心动图：右室略大（前后径 22 mm），室壁节段性（左室下壁、基底段 - 中段）运动异常，右室壁运动减低，LVEF 55%。自诉既往心电图无异常。

冠状动脉造影提示冠状动脉未见狭窄，排除了急性心肌梗死的诊断，考虑临床诊断心肌炎明确，予糖皮质激素、丙种球蛋白、更昔洛韦及体外膜肺氧合（V-A ECMO）植入术，3 周后，患者心

脏结构、形态、功能、节律完全恢复正常。

心电图（病例图 37-1、37-2）：

- 窦性心律；
- V_1 导联呈 rSR′ 型；
- II、III、aVF、$V_1 \sim V_3$、$V_{3R} \sim V_{5R}$ 导联 ST 段抬高；
- I、aVL 导联 ST 段压低。

心电图诊断：不完全性右束支传导阻滞，ST 段抬高。

冠状动脉造影（病例图 37-3）：冠状动脉造影未见异常。

发病 5 天后及 3 周后心电图见病例图 37-4、37-5。

特点分析：

患者中年女性，以无明显诱因出现持续性背痛为首发表现，心肌损伤标志物（CK-MB 和 cTnI）明显升高，ECG 呈新发右束支传导阻滞图形，II、

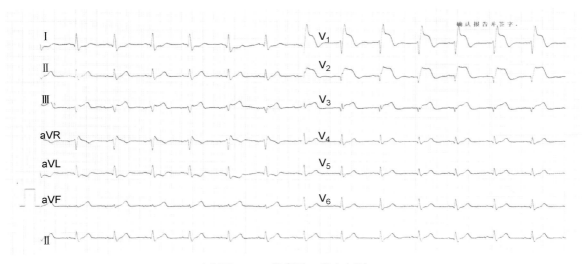

病例图 37-1 　发病后 3 天心电图 1

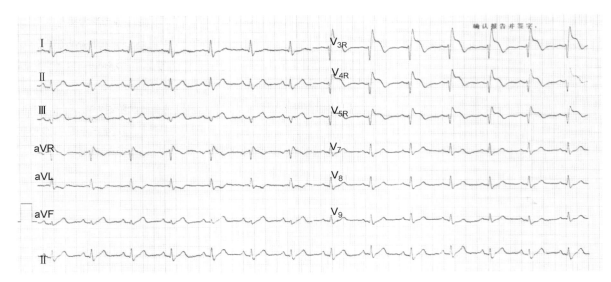

病例图 37-2   发病后 3 天心电图 2

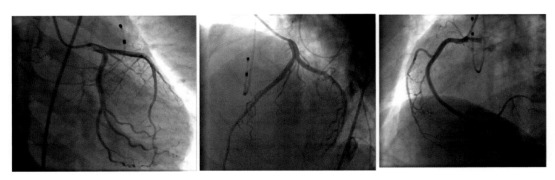

病例图 37-3   冠状动脉造影，未见明显异常

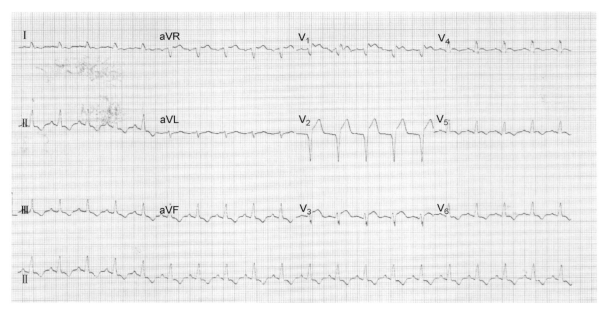

病例图 37-4   发病 5 天后心电图

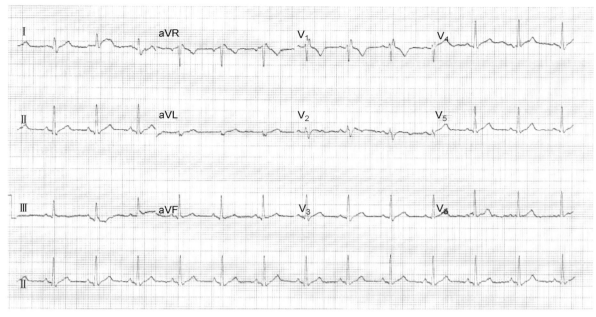

病例图 37-5　发病 3 周后心电图

Ⅲ、aVF、V₁ ～ V₃、V₃ᵣ ～ V₅ᵣ 导联 ST 段抬高，Ⅰ、aVL 导联 ST 段压低，超声心动图示室壁节段性（左室下壁、基底段-中段）运动异常，右室壁运动减低。根据 2012 年发布的心肌梗死通用定义，具备心肌损伤标志物升高标准和 2 个临床标准，按 1 + 1 诊断模式符合急性心肌梗死的诊断。但患者无冠心病易患因素及早发冠心病家族史，症状发作不典型；且 ECG 特征中，ST 段抬高累及导联广泛，不能用单一血管闭塞性病变解释，不支持急性心肌梗死。而且急性心肌梗死的吸收热多出现在发病 3 天或以后，患者发热出现在发病 24 h 内，虽无前期急性上呼吸道或消化道感染史，但患者明显乏力，提示急性心肌炎可能性更大，因出现了酷似心肌梗死样的心电图改变，故考虑分型为重症心肌炎。

简要知识总结：

急性心肌炎以病毒性心肌炎最常见，通过病毒直接毒性损伤以及免疫反应介导的心肌损伤，导致心肌细胞损伤、水肿、变性和坏死[1]。由于损伤累及的部位及程度的不同，可以出现心肌细胞损伤甚至坏死、心室除极及复极以及房室传导异常等多种不同的心电图表现，包括 R 波递增不良、ST-T 改变及病理性 Q 波，QRS 波群增宽，房室传导异常以及各种类型的心律失常等，不具有特异性。

病毒性心肌炎患者的 ST 段抬高可能反映心肌处于水肿状态，导致细胞膜渗漏，提示心肌和（或）心包的严重炎症改变。由于炎症和免疫损伤的病理机制，这种 ST 段抬高通常是广泛的，多不具备心肌梗死的冠状动脉分布定位特点，也多不伴随镜像导联 ST 段压低的改变，但单凭心电图很难鉴别二者，必须结合病史甚至冠状动脉造影才能做出正确的诊断[2]。尽管 ST 段抬高的幅度在重症心肌炎中高于非重症心肌炎患者，其抬高的幅度并不是重症心肌炎的独立预测因子。病毒性心肌炎表现的 ST-T 改变的演变过程也与急性心肌梗死的动态演变过程不同，在 ST 段回落的过程中可以不出现 T 波倒置及病理性 Q 波[3]。

除此之外，有研究表明，重症心肌炎患者较非重症心肌炎患者更容易出现窦性心动过速、QRS 波增宽、异常 Q 波、低电压、高度房室传导阻滞、R 波振幅减低、室性 / 交界区逸搏心律，而多因素分析则显示室速、高度房室传导阻滞、窦性心动过速、低电压、QRS 波群增宽是重症心肌炎的独立预测因子[4-5]。这些心电图表现有助于临床判断病情，并给予相应的治疗。

参考文献

[1] Sheldon SH, Crandall MA, Jaffe AS. Myocarditis with ST elevation and elevated cardiac enzymes misdiagnosed as an ST-elevation myocardial infarction. J Emerg Med,

2012，43（6）：996-999.

[2] Fernando A，Guragai N，Vasudev R，et al. A Rare Case of myocarditis mimicking ST-Elevation Myocardial Infarction. Cureus，2020，12（11）：e11671.

[3] Boruah P，Shetty S，Kumar SS. Acute streptococcal myocarditis presenting as acute ST-elevation myocardial infarction. J Invasive Cardiol，2010，22（10）：E189-91.

[4] Chen J，Chen S，Li Z，et al. Role of electrocardiograms in assessment of severity and analysis of the characteristics of ST elevation in acute myocarditis：A two-centre study. Exp Ther Med，2020，20（5）：20.

[5] 孙丽杰，郭丽君，崔鸣，等. 成年人暴发性心肌炎的预测因子. 中华心血管病杂志，2017，45（12）：1039-1043.

病例 38　急性心包心肌炎（一）

病例摘要：

患者青年男性，发热 6 天，心前区疼痛 3 天，疼痛于卧位加重，前倾位减轻，伴气短。既往体健。入院查体：血压 118/68 mmHg，心率 74 次 / 分，心律齐，未闻及杂音及心包摩擦音。cTnI 23.27 ng/ml。

心电图特点：

病例图 38-1 为入院当天心电图

● 窦性心律；

● 不完全性右束支传导阻滞；

● Ⅰ、Ⅱ、Ⅲ、aVF、V₃～V₆ 导联 ST 段抬高 0.05～0.5 mV，T 波直立。

病例图 38-2 为入院 10 天后心电图，显示上述导联 ST 段回落，T 波倒置。

心电图诊断：窦性心律，不完全性右束支传导阻滞，普遍导联 ST-T 改变，呈动态演变。

超声心动图：心内结构功能正常，LVEF 64%。

心肌灌注断层＋平面显像：左室前壁、后间壁、下后壁多发放射性减低呈花斑样改变。

特点分析：

1. 青年男性，发热，胸痛，心电图普遍导联 ST 段抬高，心肌损伤标志物显著增高，超声心动图示心脏结构和功能正常，因此诊断为心包心肌炎。心电图上普遍导联 Ⅰ、Ⅱ、Ⅲ、aVF、V₃～V₆ ST 段抬高，与心包下心肌受累、产生损伤电流有关。

2. 急性心包炎症的心电图改变可分为 4 期，其特点如下：Ⅰ期，除 aVR 导联外，所有面向心腔的导联 ST 段抬高。Ⅱ期，ST 段回落，T 波振幅降低。Ⅲ期，T 波倒置。Ⅳ期，心电图恢复正常。这种动态演变往往要比急性心肌梗死时心电图的动态演变时间长。本例心电图改变代表了急性心包心肌炎Ⅰ期和Ⅲ期的典型改变。

3. 急性心包心肌炎心电图导致的心电图上的 ST-T 改变需与急性心肌梗死鉴别。急性心包心肌炎时 ST-T 改变一般较广泛，而心肌梗死的 ST 段抬高多有定位趋向，并有对应导联 ST 段压低。

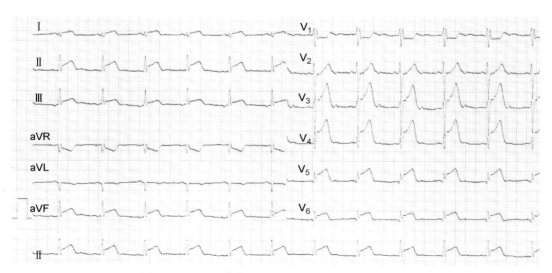

病例图 38-1　入院当天心电图。心电图描述详见正文

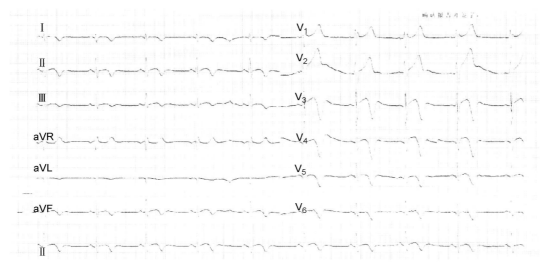

病例图 38-2　为入院 10 天后心电图。心电图描述详见正文

病例 39　急性心包心肌炎（二）

病例摘要：

患者青年男性，因发热 3 天，胸闷、胸痛 12 h 入院。患者 3 天前出现发热、流涕，服药后缓解。12 h 前出现胸闷、胸痛，平卧位及深呼吸时加重，后胸痛逐渐加重入急诊。既往体健。入院查体：血压 125/75 mmHg，心率 72 次 / 分，心律齐，未闻及杂音和心包摩擦音。急查血清 CK-MB 49 U/L（正常＜ 24 U/L）、cTnI 1.1 ng/ml（正常

＜ 0.1 ng/ml）。

心电图特点（病例图 39-1）：

● 窦性心律；

● Ⅰ、Ⅱ、Ⅲ、aVF、$V_2 \sim V_6$ 导联 ST 段抬高 $0.05 \sim 0.3$ mV。

心电图诊断：急性心包心肌炎。

特点分析：

青年男性，发热胸痛，心电图广泛导联 ST 段

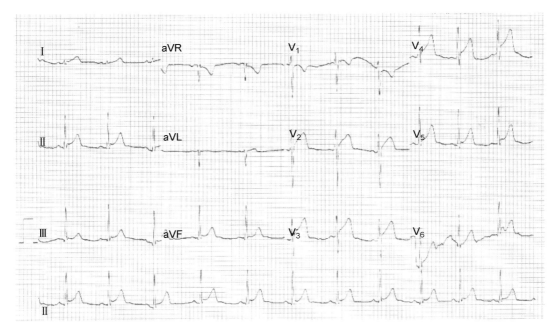

病例图 39-1　广泛导联 ST 段抬高。心电图描述详见正文

抬高改变，心包炎诊断成立。心包本身的炎症并不引起心电图上 ST 段的改变，心包的炎症累及心外膜下浅层心肌，产生损伤电流，出现心电图上 ST 段的改变。由于心包覆盖整个心脏，所以心肌损伤的表现可出现于大部分心电图导联上。此外，急性心包炎也可见 PR 段压低，是由于心房受累所导致的复极异常[1]。

心包炎所致的 ST-T 改变需与急性心肌梗死鉴别。后者导致 ST 段抬高呈弓背向上型，累及的导联一般是与特定的冠状动脉灌注区域相对应，并常可见相对导联 ST 段压低。另外，心包炎所致的 ST-T 改变演变较慢，通常 ST 段抬高持续数天到 2 周，然后 ST 段恢复正常，T 波幅度降低，之后出现 T 波倒置，数周后 T 波正常化；而急性心肌梗死演变较快（数小时到数天内），T 波可以在 ST 未回落前就倒置[2]。

心包炎所致的 ST 段呈弓背向下型抬高尚需与早复极综合征鉴别。后者 ST 段抬高多见于胸前导联，常伴有心动过缓，缺乏心包炎时的演变过程，而在运动心率加快后 ST 段可恢复至等电位，且 J 点抬高及 T 波直立显著。以 P-R 段为基线，T 波高

度以 J 点为基点，测量 V_6 导联 ST 段抬高幅度与同导联 T 波振幅的比值（ST/T 比值）对鉴别二者有意义。V_6 导联 ST/T 比值 > 0.25 有助于急性心包炎的诊断[3]。

由于患者心肌损伤标志物的增高，因此支持患者心包下部分心肌出现了心肌损伤，因此最终诊断为心包心肌炎。

简要知识总结：

急性心包心肌炎的心电图表现为广泛导联呈弓背向下型 ST 段抬高，后继的 ST-T 演变较慢。临床上需与急性心肌梗死和早复极综合征的心电图相鉴别。

参考文献

[1] Spodick DH. Pathogenesis and clinical correlations of the electrocardiographic abnormalities of pericardial disease. Cardiovasc Clin，1977，8：201.
[2] Hannibal GB. ECG characteristics of acute pericarditis. AACN Adv Crit Care，2012，23（3）：341-4.
[3] 吴祥，蔡思宇 . 急性心包炎心电图表现的若干新概念 . 中华心血管病杂志，2003，31（7）：543.

病例 40　急性心包心肌炎（三）

病例摘要：

患者高龄男性，主因"胸部不适 2 天"入院。2 天前无明显诱因出现胸部隐痛不适，持续 5～6 h 可部分缓解，反复发作，伴恶心、呕吐胃内容物数次，伴咳嗽、咳黄痰。既往有高血压病史，戒烟 11 年，饮酒 18 年。入院查体：体温 37.9℃，脉搏 166 次 / 分，呼吸 20 次 / 分，血压：133/93 mmHg，神志清楚，颈静脉无充盈及怒张，双肺呼吸音粗糙，心率 180 次 / 分，第一心音强弱不等，心律绝对不齐，未闻及杂音及心包摩擦音。查血 cTnI 6.1 ng/ml，CK-MB 54 U/L，NT-proBNP 17 200 ng/L。血常规：WBC：22.63×10⁹/L，中性粒细胞（N）：92%。降钙素原（PCT）：18 ng/ml。血 pH 7.51，$PaCO_2$ 27 mmHg，PaO_2 57 mmHg，乳酸 3 mmol/L，SaO_2 92.8%。胸片：右肺炎症，双

肺间质性病变合并感染可能，心影饱满。超声心动图：左房增大，左室壁弥漫性运动减低，二尖瓣后叶及主动脉瓣退行性改变，LVEF 35%，心包积液（少量）。

心电图特点：

- 入院第 1 日心电图（病例图 40-1）：P 波消失，心室率 166 次 / 分，室律绝对不齐。V_1 导联呈 rsR′ 型，QRS 波时限 > 0.12 s，ST 段压低，T 波双向倒置。
- 入院第 2 日心电图（病例图 40-2）：窦性心律，V_1～V_6 导联 R 波振幅减低，V_1～V_3 导联见 q 或 Q 波。V_2～V_3 导联见碎裂 QRS 波。V_1～V_6、Ⅰ、Ⅱ、aVL 导联 ST 段抬高，aVR 导联 ST 段压低，V_4～V_6、Ⅱ、aVF 导联 PR 段轻度压低。

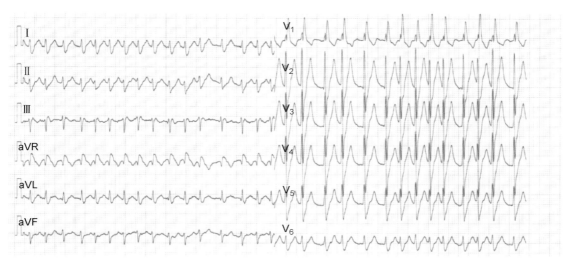

病例图 40-1　为入院第 1 日心电图。心电图描述详见正文

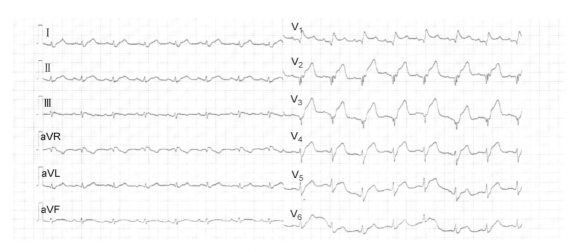

病例图 40-2　为入院第 2 日心电图。心电图描述详见正文

心电图诊断：

（入院第 1 日）：快房颤伴完全性右束支传导阻滞。

（入院第 2 日）：ST 段抬高，广泛前壁心肌梗死？

特点分析：

高龄男性，以胸部隐痛不适伴低热为主要首发表现，入院后出现心肌损伤标志物（cTnI 和 CK-MB）明显升高，心电图见 $V_1 \sim V_6$、I、II、aVL 导联 ST 段抬高，$V_1 \sim V_6$ 导联 R 波振幅减低，$V_1 \sim V_3$ 导联见 q 或 Q 波，超声心动图示左室壁弥漫性运动减低，LVEF 35%。根据 2018 年发布的第四版心肌梗死全球统一定义，本病例似乎符合急性

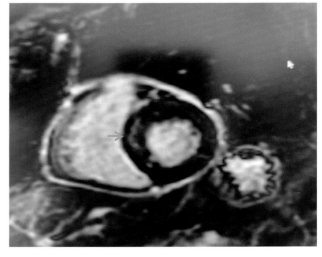

病例图 40-3　心脏核磁，箭头示室间隔延迟强化

心肌梗死的诊断。但临床症状不典型，胸部症状持续时间长，反复发作，隐痛，程度不剧烈。且心电图出现 12 导联除Ⅲ、aVF 导联以外 ST 段抬高或压低改变，ST 段变化范围过于广泛，另可见 aVR 导联 ST 段压低也不符合急性心肌梗死心电图表现。患者有咳嗽、咳黄痰，症状发作 48 h 内出现发热，血 WBC、中性粒细胞和 PCT 显著升高，提示存在明显细菌感染。治疗 10 天后复查超声心动图：左室弥漫性运动减低消失，LVEF 恢复至＞ 50%，心包出现大量积液伴纤维素沉积。至此，明显升高的血 cTnT 说明病变已累及心肌且有明显心肌损伤，造成左室弥漫性运动减低、心功能异常，随后大量心包积液说明心包受累发生炎症改变，检查显示心包积液 WBC 56×10^9/L，多形核为主，符合化脓性心包积液表现。多次血培养为肺炎链球菌。据此进一步考虑诊断为急性细菌性心包心肌炎，此外具有短期内心功能快速恢复特点，综上考虑急性心包心肌炎的诊断。

简要知识总结：

临床实践中心包和心肌可同时受累，即发生心包炎症和心肌炎症。病毒感染为感染性病因中最常见原因，特别是在发达国家[1]。细菌性感染不常见，其中结核杆菌感染相对常见，特别是在发展中国家，其他细菌则更为少见[2]。在心包炎急性期或心包积液时，心电图可出现广泛导联 ST 段抬高或 PR 段压低。广泛的 ST 段抬高可能为急性心包炎的典型标志。由于心包脏层电惰性特点，所以上述心电图改变提示为心外膜炎症和异常复极。除此之外，无对应导联 ST 段压低，aVR 导联及偶尔 V₁导联 ST 段压低，无 Q 波，一些动态改变（ST 段、PR 段、T 波）也可见到。然而，这些表现并不敏感，仅见于 50% ～ 60% 的急性心包炎病例[3]。

嗜心脏病毒通过直接溶解心脏细胞、细胞毒作用和（或）随后的免疫介导机制引起损伤水肿甚至变性坏死；而细菌性的急性心肌炎机制不清，有学者推测为感染从主要病灶转移扩散，导致心肌结构破坏[4]。急性心肌炎心电图异常表现多样且为非特异性。窦性心动过速伴非特异性 ST-T 改变在心肌炎中最常见。各种缓慢性心律失常如窦性停搏、窦房传导阻滞和房室传导阻滞等，及各种快速性室上性心律失常（如心房颤动、心房扑动等）或室性心律失常均可发生。高度房室传导阻滞或恶性快速性室性心律失常预后不良。心肌炎中可出现两种 ST 段抬高模式[5]：心包炎模式或心肌梗死样模式。①前者为广泛肢体和胸前导联 J 点抬高和 ST 段弓背向下型抬高，通常＜ 5 mm，而 aVR 和 V₁导联常出现 ST 段压低。②后者是至少两个相邻导联 J 点抬高伴 ST 段上斜型抬高，没有对应导联 ST 压低。PR 段（在胸前、肢体导联同时出现或 ST 段抬高导联出现）压低，aVR 导联 PR 段抬高，或 ST 段抬高的心包炎模式更有意义。此外，有学者研究发现碎裂 QRS 波可能为急性细菌性心肌炎的心电图异常表现，79% 的病例心电图发现碎裂 QRS 波的存在，这可能反映了心肌局部电传导的减慢。

参考文献

[1] Yehuda Adler，Philippe Charron，Massimo Imazio，et al. 2015 ESC Guidelines for the diagnosis and management of pericardial diseases：The Task Force for the Diagnosis and Management of Pericardial Diseases of the European Society of Cardiology（ESC）Endorsed by：The European Association for Cardio-Thoracic Surgery（EACTS）. Eur Heart J，2015，36（42）：2921-2964.

[2] P Ferrero，I Piazza，L F Lorini，et al. Epidemiologic and clinical profiles of bacterial myocarditis. Report of two cases and data from a pooled analysis. Indian Heart J，2020，72（2）：82-92.

[3] Emilia Lazarou，Panagiotis Tsioufis，Charalambos Vlachopoulos，et al. Acute Pericarditis：Update. Curr Cardiol Rep，2022，20；1-9.

[4] Ali Farzad，Jeffrey M Schussler. Acute Myopericardial Syndromes.Cardiol Clin，2018，36（1）：103-114.

[5] Carmelo Buttà，Luca Zappia，Giulia Laterra，et al. Diagnostic and prognostic role of electrocardiogram in acute myocarditis：A comprehensive review. Ann Noninvasive Electrocardiol，2020，25（3）：e12726.

病例 41　机械瓣功能障碍

病例摘要：

患者中年女性，间断胸痛 16 h 入院。既往患者风湿性心脏病、主动脉瓣及二尖瓣机械瓣置换术后 12 年，有高血压、房颤、肺栓塞病史。长期口服华法林 3 mg/d，偶有漏服。入院时国际标准化比值（INR）1.8。入院查体：血压 140/70 mmHg，心率 86 次/分，心律绝对不齐，主动脉瓣及心尖部听诊区可闻及金属瓣膜音，未闻及杂音。血 cTnT 1.2 ng/ml。拟诊为急性冠脉综合征，急诊行冠状动脉造影示三支血管狭窄均 < 50%，予抗血小板、

抗凝、扩张冠状动脉药物治疗。同时继续口服华法林，调整 INR，维持在 2.5 左右。治疗过程中，患者再次出现胸痛伴大汗，血压 90/50 mmHg。再次进行冠状动脉造影，提示主动脉瓣膜功能障碍，立即送心外科急诊手术治疗。

心电图特点（病例图 41-1、41-2）：

- P 波消失，代之以频率为 350～600 次/分、大小、形态和振幅各不同的 f 波，心室律绝对不规则。
- 病例图 41-1 为胸痛发作前心电图，未见明

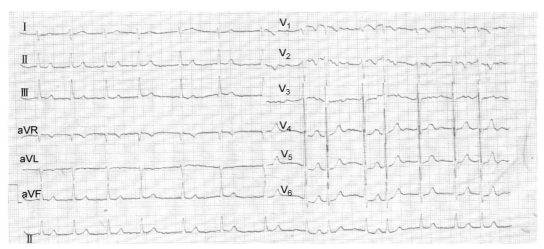

病例图 41-1　胸痛发作前心电图。心电图描述详见正文

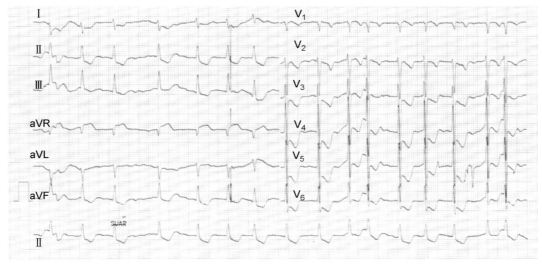

病例图 41-2　胸痛发作时心电图。心电图描述详见正文

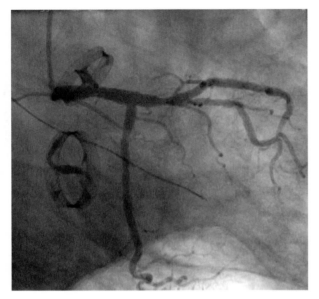

病例图 41-3   左冠状动脉右前斜加足位图

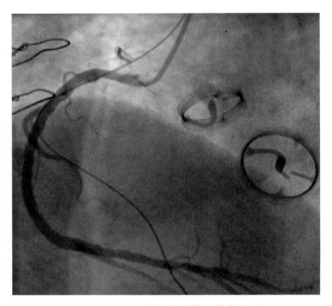

病例图 41-4   右冠状动脉左前斜位图

显 ST-T 改变。

● 病例图 41-2 为胸痛发作时心电图，aVR 导联 ST 段抬高 0.1 mV，V$_1$ 导联 ST 段未见明显变化，余导联 ST 段压低 0.1 ~ 0.5 mV，T 波倒置或双向。

心电图诊断：①异位心律——心房颤动；②非 ST 段抬高型急性冠脉综合征。

冠状动脉造影（病例图 41-3、41-4）：LM 内膜不光滑，LAD 近中段狭窄 30% ~ 40%，中段局灶性肌桥，收缩期狭窄 50%，血流正常，LCX 近中段狭窄 20% ~ 30%，RCA 全程内膜不光滑，近段狭窄 30% ~ 40%，主动脉瓣人工机械瓣瓣叶启闭活动功能不良。

超声心动图：风湿性心脏病、主动脉瓣及二尖瓣机械瓣置换术后，左房左室增大，右室增大，LVEF57%，PASP 50 mmHg。主动脉瓣狭窄、反流。

特点分析：

患者胸痛发作时心电图显示除 aVR 导联 ST 段抬高外广泛导联 ST 段压低，T 波倒置，心肌损伤标志物升高，符合 NSTEMI 诊断。通常这种心电图改变常见于左主干病变或三支血管病变导致广泛心肌缺血。但是首次冠状动脉造影提示三支血管狭窄均＜ 50%，不能完全解释病情。再发胸痛后的冠状动脉造影发现主动脉瓣人工机械瓣瓣叶启闭功能异常。收缩期主动脉瓣不能打开，造成收缩期左室血液无法进入主动脉，患者血压下降；冠状动脉无血

供，出现胸痛、心电图和心肌损伤标志物的改变。最终诊断为主动脉瓣机械瓣功能障碍，考虑与患者抗凝未达标和主动脉瓣周围结缔组织增生相关。

简要知识总结：

由于耐久性和能适合于各种复杂的心脏结构，人工机械瓣是临床上常用的一种瓣膜。置换人工机械瓣后面临两大主要问题。一是抗凝治疗，目前抗凝药物仍然选择华法林，INR 应维持在 2.5 ~ 3 左右。新型口服抗凝药物虽然出血的风险低，但不能应用于机械瓣置换术后的患者。如果没有有效的抗凝治疗，容易形成血栓，导致动脉系统栓塞和本身瓣膜功能异常。二是应定期监测瓣膜功能，换瓣膜后周围组织增生和抗凝不足致瓣膜血栓形成都是瓣膜功能障碍的因素[1]。主动脉机械瓣出现功能障碍时，在收缩期瓣叶不能正常开放使心搏量减少，收缩压降低；舒张期时不能闭合导致主动脉瓣反流，降低主动脉的舒张压而影响冠状动脉灌注，可导致严重的心肌缺血或患者死亡[2]。

参考文献

［1］ Cianciulli TF，Saccheri MC，Lax JA，et al.Intermittent acute aortic regurgitation of a mechanical bileaflet aortic valve prosthesis：diagnosis and clinical implications.Eur J Echocardiogr，2009，10（3）：446-449.

［2］ Tanaka H，Horinouchi N，Hizukuri K et al. Stuck prosthetic aortic valve resulting in intermittent chest pain and ST depression：a case report. J Cardiol，2000，36（4）：263-267.

病例 42　主动脉夹层（一）

病例摘要：

患者中年男性，活动中突发剧烈胸骨后压榨样疼痛持续 3 h 急诊入院。入院查体：患者神志清楚，血压 122/50 mmHg（右上肢），130/70 mmHg（左上肢），心率 48 次 / 分，心律齐，各瓣膜听诊区未闻及杂音，双侧桡动脉及足背动脉搏动良好对称。cTnI 0.042 ng/ml。患者否认高血压、高血脂、糖尿病病史。急诊行冠状动脉造影，术中发现造影导管在主动脉呈舞蹈征样跳动，冠状动脉开口无法到达。非选择主动脉根部造影显示造影剂滞留，考虑主动脉夹层。立即停止冠状动脉造影。进一步行床旁超声心动图检查和全主动脉 CTA 检查。

心电图特点（病例图 42-1、42-2）：

- 交界区逸搏心律，偶见窦性心律下传心室，心室率 40～50 次 / 分。
- Ⅱ、Ⅲ、aVF、V_7～V_9、V_1、V_{3R}～V_{5R} 导联 ST 段弓背向上型抬高 > 0.1 mV，$ST_Ⅲ$ 抬高 > $ST_Ⅱ$ 抬高，抬高的 ST 段与 T 波形成单相曲线，Ⅰ、aVL、V_2～V_4 导联 ST 段压低 > 0.1 mV，ST_{aVL} 压低 > $ST_Ⅰ$ 压低。

心电图诊断： 急性下壁、正后壁、右室心肌梗死伴交界区逸搏心律。

超声心动图： 主动脉夹层 Stanford A 型（近端累及右冠窦及无冠窦，远端累及主动脉弓及降主动

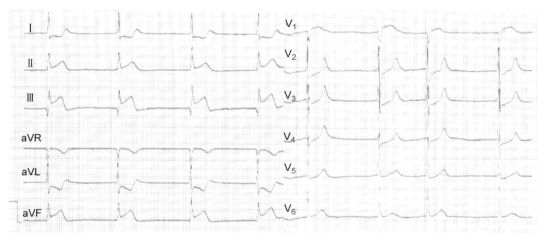

病例图 42-1　发病 3 h 急诊心电图——肢体导联和前壁导联

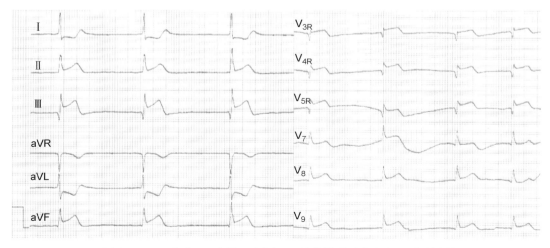

病例图 42-2　发病 3 h 急诊心电图——肢体导联及右室和正后壁导联

脉），升主动脉增宽，主动脉瓣中度反流，室壁节段性（左室下壁，后壁基底段-中段）运动异常。

全主动脉 CTA（病例图 42-3、42-4）：升主动脉增宽，可见撕裂内膜片将主动脉分为真假两腔，破口位于主动脉弓处，内膜片沿主动脉弓、胸主动脉、腹主动脉一直下行延伸至双侧髂总动脉、右侧髂外动脉，向上累及右头臂干、双侧颈总动脉，反向撕裂至主动脉根部，右冠状动脉近段管腔闭塞。诊断：主动脉夹层（Stanford A 型）。

特点分析：

中年男性，胸痛，心电图显示交接区逸搏心律，Ⅱ、Ⅲ、aVF、$V_7 \sim V_9$、$V_{3R} \sim V_{5R}$ 导联 ST 段弓背向上型抬高 > 0.1 mV，抬高的 ST 段与 T 波形成单相曲线，急性下壁、正后壁、右室心肌梗死诊断明确。根据 Fiol 法鉴别：$ST_Ⅲ$抬高 > $ST_Ⅱ$抬高，Ⅰ、aVL 导联 ST 段压低 > 0.1 mV，ST_{aVL} 压低 > $ST_Ⅰ$ 压低，提示 RCA 是急性心肌梗死的罪犯血管。此例患者心电图从合并缓慢性心律失常、缺血范围，均支持为 RCA 高位闭塞。

此病例的特点是心肌梗死的病因并非冠状动脉粥样硬化，而是主动脉夹层。造影术者发现导管在寻找冠状动脉开口时难以到位，在主动脉呈舞蹈征样跳动，都提示心肌梗死可能并发于主动脉夹层。主动脉夹层发生时剥脱的内膜片堵塞冠状动脉开口或内膜中层分离延伸至冠状动脉时可以出现急性心肌梗死的心电图改变。

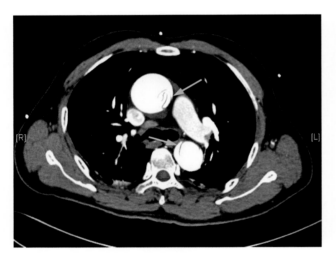

病例图 42-3 主动脉 CTA：升主动脉撕裂内膜片（上部箭头）和降主动脉内撕裂内膜片（下部箭头）

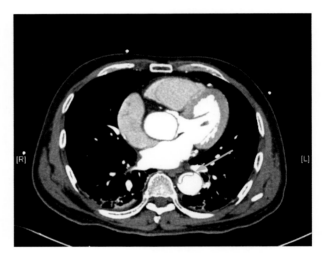

病例图 42-4 主动脉 CTA：降主动脉内撕裂内膜片（箭头所示）

病例 43 主动脉夹层（二）

病例摘要：

患者老年女性，胸痛 5 h，意识丧失 1 h，外院予气管插管、呼吸机辅助通气。目前处于昏迷状态转来我院。既往高血压病史。

心电图特点（病例图 43-1、43-2）：

- 窦性心律，一度房室传导阻滞（AVB），心率 82 次 / 分。
- Ⅱ、Ⅲ、aVF、$V_6 \sim V_9$、V_1、$V_{3R} \sim V_{5R}$ 导联 ST 段弓背向上型抬高 > 0.1 mV，$ST_Ⅲ$ 抬高 > $ST_Ⅱ$ 抬高。
- Ⅰ、aVL、$V_2 \sim V_5$ 导联 ST 段压低 > 0.1 mV，ST_{aVL} 压低 > $ST_Ⅰ$ 压低。

心电图诊断： 急性下壁、正后壁、右室心肌梗死。

冠状动脉造影（病例图 43-3 至 43-5）： LCA 造影正常，RCA 近段重度狭窄，狭窄形状规则，狭窄程度随心动周期变化，符合外压性病变特点。

特点分析：

本患者心电图显示为典型的急性下壁、正后壁、

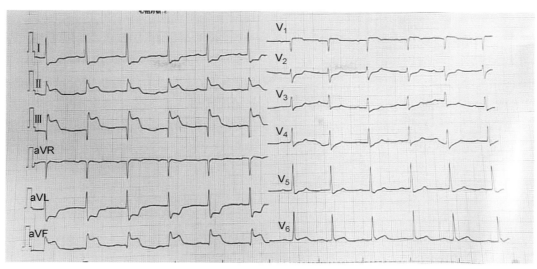

病例图 43-1　发病 5 h 心电图，常规 12 导联心电图

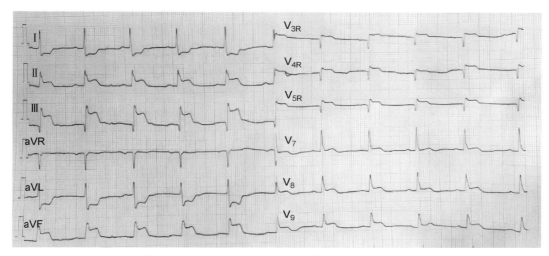

病例图 43-2　发病 5 h 心电图，后壁、右室导联心电图

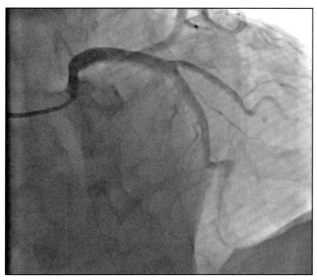

病例图 43-3　LCA 造影头位

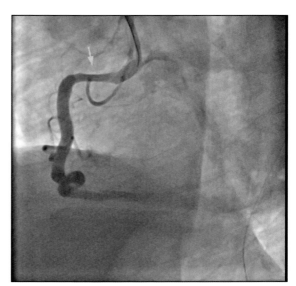

病例图 43-4　RCA 造影左前斜位（舒张期），箭头示管腔恢复

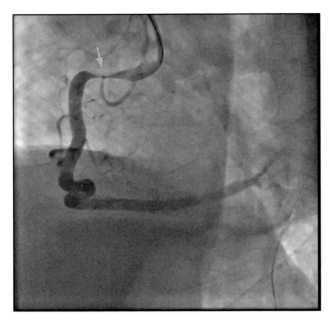

病例图 43-5　RCA 造影左前斜位（收缩期），箭头示管腔受压狭窄

型累及升主动脉，其余为 B 型。起源并累及升主动脉的发生率是累及降主动脉的 2 倍，且升主动脉右侧壁更常见受累[2]。

　　主动脉夹层所引起的冠状动脉受累的情况较为常见的有 3 种：①夹层片直接完全覆盖冠状动脉开口：这种情况会造成单侧冠状动脉供血的突然中断，患者除心电图表现为相应血管高危闭塞的经典 ST 段抬高型心肌梗死的图形外，还存在着明显而快速的动态变化，且症状除了胸痛之外，晕厥是常见的表现，甚至表现为反复的阿斯综合征、心室颤动等情况。②夹层撕入冠状动脉：此类情况的心电图可以表现为 ST 段抬高型或非 ST 段抬高型心肌梗死，冠状动脉造影示从冠状动脉开口即有夹层影像时，需考虑到这种情况。③夹层血肿压迫冠状动脉：这种情况相对少见，系由于升主动脉根部的血肿形成，对冠状动脉形成外压所致，心电图同样表现为经典的 ST 段抬高型心肌梗死图形，由于 RCA 位于升主动脉大弯侧，此类情况同样以 RCA 受累引起下壁、后壁导联改变较为常见[3-4]。

　　右室心肌梗死，从定位上符合 RCA 近段病变的特点。本患者的冠状动脉造影影像非常有特点，表现为 RCA 近段重度狭窄，但是狭窄程度随心动周期存在变化，为冠状动脉外压性狭窄的特点。

　　简要知识要点：

　　急性胸痛鉴别诊断中一定要注意急性心肌梗死、主动脉夹层、肺栓塞的鉴别，特别是两种疾病可以合并存在。文献报道主动脉夹层合并心肌缺血的发生率约 1%～5%，而右冠状动脉更易受累。临床容易误诊，超声心动图和主动脉 CTA 能够帮助明确诊断[1]。根据主动脉夹层撕裂起源的部位和波及的范围有两种分型方法。Stanford 分型：A

参考文献

[1] Cai J，Cao Y，Yuan H，et al. Inferior myocardial infarction secondary to aortic dissection associated with bicuspid aortic valve. Cardiovasc Dis Res，2012，3（2）：138-142.

[2] Luo JL，Wu CK，Lin YH et al. Type A aorticdissection manifesting as acute myocardial infarction：Still a lesson to learn. Acta Cardiol，2009，64：499-504.

[3] Cambria RP，Brewster DC，Gertler J，et al. Vascular complications associated with spontaneous aortic dissection. J Vasc Surg，1988，7：199-209.

[4] Asouhidou I，Asteri T. Acute aortic dissection：Be aware of misdiagnosis. BMC Res Notes，2009，2：25.

病例 44　伴 ST 段抬高的嗜铬细胞瘤

　　病例摘要：

　　患者中年女性，入院前 20 天突发胸闷伴大汗、恶心、呕吐，持续约 10 余分钟后症状稍缓解，症状反复发作。发病 4 h 后于当地医院诊断为 STEMI（病例图 44-1）并给予尿激酶溶栓治疗。有高血压病史。查体：血压 110/70 mmHg，双肺呼吸音清；心率 90 次 / 分，律齐，心尖部可闻及 Ⅱ 级

收缩期吹风样杂音。超声心动图：左室舒张末期内径 50 mm，收缩末期内径 33 mm，射血分数 64%，各室壁厚度和运动未见明显异常。入院心电图见病例图 44-2。

　　诊断为：冠心病、急性心肌梗死、梗死后心绞痛，但是冠状动脉造影提示冠状动脉未见狭窄（病例图 44-3）。造影术后第二天，患者突发胸闷，伴

头痛、出汗、恶心、呕吐，测血压为 220/80 mmHg，予硝普钠静脉点滴，5 min 后，无创血压监测显示血压下降至 60/40 mmHg，心率为 110 次 / 分，停用硝普钠，5 min 后血压上升为 160/90 mmHg，10 min 后测血压为 210/90 mmHg，再次给予硝普钠静脉点滴，5 min 后，血压再次降至 60/40 mmHg，再次停用硝普钠，10 min 后，血压又升至 240/90 mmHg。患者此次发作症状时，心电图示 $V_1 \sim V_3$ 导联 ST 段抬高不明显（病例图 44-4）。鉴于患者血压波动剧烈，高度怀疑嗜铬细胞瘤。予桡动脉血压监测示血压波动性升高（病例图 44-5），在血压升高时，心率相应降低，而血压降低时，心率相应升高。查血浆去甲肾上腺素为 10.95 pmol/ml（正常参考值：0.51 ~ 3.26 pmol/ml），肾上腺素为 0.61 pmol/ml（正常参考值：0.05 ~ 1.38 pmol/ml），肾上腺 MRI 示右侧肾上腺区巨大团块，约 8.0 cm×7.5 cm×8.0 cm，

病灶中心呈圆形低密度影（病例图 44-6），嗜铬细胞瘤诊断基本明确。

心电图特点：

- 病例图 44-1（外院心电图）：窦性心动过速，$V_1 \sim V_5$ 导联 ST 段抬高 0.1 ~ 0.2 mV，T 波双向。
- 病例图 44-2（入院心电图）：窦性心率，Ⅰ、Ⅱ、$V_2 \sim V_6$ 导联 T 波倒置。

特点分析：

中年女性，以无诱因阵发性胸闷为首发表现，在外院急诊就诊时心电图示"窦性心动过速，$V_1 \sim V_5$ 导联 ST 段抬高 0.1 ~ 0.2 mV，T 波双向"（见病例图 44-1）。因患者有胸闷症状，心电图有 ST 段抬高表现，应在第一时间排除 STEMI 的诊断。当地医院无冠状动脉造影条件，迅速给予溶栓治疗，无可厚非。之后患者心电图出现动态演变，

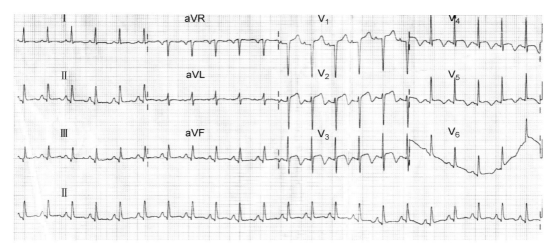

病例图 44-1 外院心电图

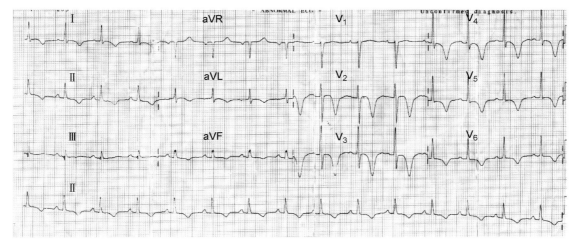

病例图 44-2 入院心电图

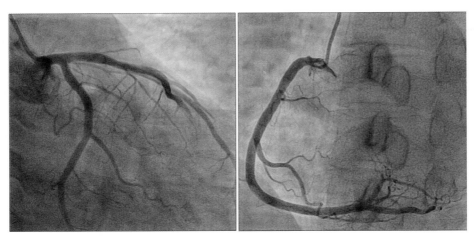

病例图 44-3 冠状动脉造影

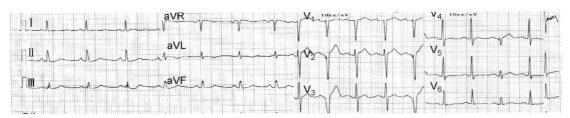

病例图 44-4 入院后再发症状时心电图

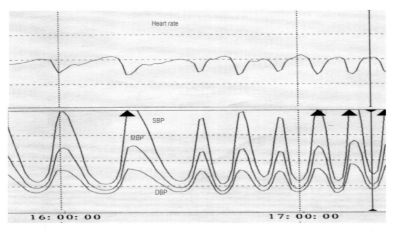

病例图 44-5 桡动脉血压监测

多个导联 T 波倒置，也符合 STEMI 的演变过程。尽管超声心动图示各室壁厚度和运动未见明显异常，这可以用当地医院快速采取了再灌注治疗，心肌坏死范围不大来解释。患者整个病程非常容易被误诊为 STEMI。但患者症状呈发作性，持续 10 min 左右，然后反复发作，这不是 STEMI 的典型表现。

简要知识总结：

嗜铬细胞瘤为起源于神经外胚层嗜铬组织的肿瘤，根据肿瘤是来自交感神经或副交感神经，将副神经节瘤分为副交感神经副神经节瘤及交感神经副神经节瘤，嗜铬细胞瘤持续或间断地分泌、释放大量儿茶酚胺类激素，作用于肾上腺素能受体，致体内肾素-血管紧张素系统激活，导致血管收缩，患者会出现持续性或阵发性高血压、头痛、心悸、多汗等症状。嗜铬细胞瘤患者在症状发作时有 60%～75% 存在心电图异常，包括左室高电压、ST 段抬高或压低、T 波低平或倒置以及冠状 T 波。

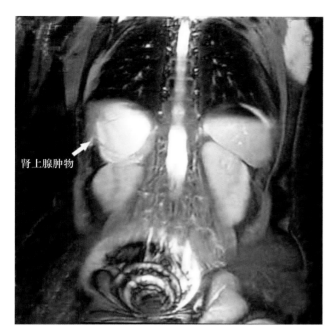

病例图 44-6 肾上腺 MRI

肾上腺肿物

嗜铬细胞瘤引起心电图 ST-T 改变，是由于大量的儿茶酚胺特别是去甲肾上腺素引起冠状动脉痉挛、心肌耗氧量增加所致。心电图的演变和急性心肌梗死的演变的时间点不完全符合，但在短时间内较难看出两者的区别，因此必须结合病史及冠状动脉造影、肾上腺 MRI 才能做出正确的诊断[1]。

嗜铬细胞瘤患者出现血压和心率周期性变化的原因可能是儿茶酚胺释放，导致交感神经过度激活，反射性引起迷走神经兴奋，导致心率减慢、血压降低，迷走神经兴奋性下降，导致心率加快、血压升高，又会反射性地引起迷走神经兴奋，形成循环。另外一种可能的机制是血压升高，导致心脏后负荷增加，心脏后负荷增加后心排血量下降，血压降低，心脏后负荷降低，导致心排血量恢复，血压再次升高，形成循环[2-3]。

参考文献

[1] Menke-van der Houven van Oordt, C.W. Pheochromocytoma mimicking an acute myocardial infarction. Neth Heart J, 2007, 15（7-8）: 248-51.
[2] Manger, W.M., R.W. Gifford. Pheochromocytoma. J Clin Hypertens（Greenwich）, 2002, 4（1）: 62-72.
[3] 陈英，曹佳宁，杨承健，等. 心肌损伤标志物谱异常、心电图 ST 段抬高误诊心肌梗死病例分析 [J]. 临床心血管病杂志，2017，33（11）: 1128-1130.

病例 45　应激性心肌病（一）

病例摘要：

患者老年女性，主因"持续性胸痛 6 h"就诊。患者 6 h 前出现胸痛，持续性，伴出汗。症状发作前一天曾有情绪激动、长时间痛哭等过程。cTnI 1.1 ng/ml。既往有高血压病史。

心电图特点（病例图 45-1）：

- 窦性心律，心率 91 次/分；
- $V_1 \sim V_3$ 导联 R 波递增不良，$V_2 \sim V_5$ 导联 ST 段略抬高；
- 无对应导联 ST 段压低。

冠状动脉造影（病例图 45-2）： LM：正常；LAD：中段狭窄 30%～40%；LCX：近段狭窄 20%～30%；RCA：中段狭窄 20%～30%；冠状动脉分布呈右优势型。

左心室造影（病例图 45-3）： 收缩期室壁中段收缩明显增强，心尖部球样膨出。

超声心动图： 心尖部运动减低。

特点分析：

本患者心电图变化不明显，表现为胸前导联的 ST 段抬高，R 波递增不良。需要注意的是，该患者不合并对应导联的 ST 段压低。结合其情绪应激的病史、超声心动图、冠状动脉造影及左心室造影结果，诊断应激性心肌病（Takotsubo cardiomyopathy，TC）明确。

TC 的心电图可以表现为类似 ACS 的异常，如 ST 段抬高，特别是在前壁导联（56%）和 T 波倒置（39%）。其他形式的心电图异常也可能出现，如 QT 间期延长、室性心动过速（VT）、心室颤动（VF）和心动过速[1]。此外，Kosuge 等的研究发现，aVR 导联中 ST 段压低和 V_1 导联中没有 ST 段抬高的组合可以提示 TC，其敏感性为 91%，特异性为 96%，预测准确性为 95%[2]。

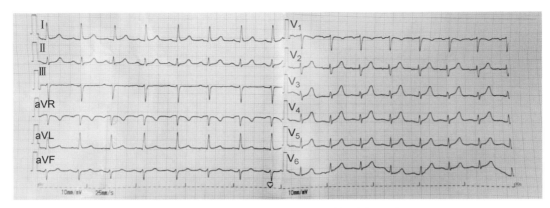

病例图 45-1　急诊心电图。心电图描述详见正文

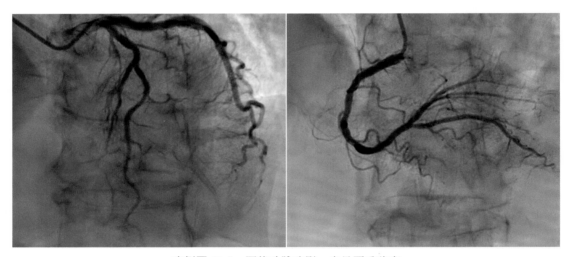

病例图 45-2　冠状动脉造影，未见严重狭窄

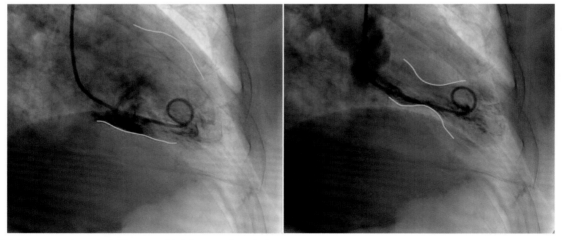

病例图 45-3　左心室造影，可见收缩期室壁中段收缩明显增强，心尖部膨出（左图为舒张期，右图为收缩期）

参考文献

[1] Previtali M，Repetto A，Panigada S，et al. Left ventricular apical ballooning syndrome：prevalence，clinical characteristics and pathogenetic mechanism in a European population. Int J Cardiol，2009，134：91-96.

[2] Kosuge M，Ebina T，Hibi K，et al. Simple and accurate electrocardiographic criteria to differentiate takotsubo cardiomyopathy from anterior acute myocardial infarction. J Am Coll Cardiol，2010，55：2514-2516.

病例 46 应激性心肌病（二）

病例摘要：

患者绝经后中年女性，主因"双下肢水肿 7 天，呼吸困难 1 天"入院。患者 7 天前因家中着火、劳累及精神紧张后出现双下肢对称性可凹性水肿，伴乏力，1 天前患者于平地缓慢步行 200 m 时出现呼吸困难，休息 1～2 min 可缓解。查体闻及左下肺湿啰音。急诊查心肌损伤标志物：cTnI < 0.01 ng/ml，CK-MB 18 U/L，NT-proBNP 1760 pg/ml。心电图见病例图 46-1、46-2。超声心动图：左室略大（左室舒张末期内径 50 mm），左室心尖部室壁略膨出，室

壁厚度正常，运动略减低，LVEF 53%。冠状动脉造影未见冠状动脉狭窄（病例图 46-3）。左心室造影：LVEF 67%，收缩末期左室心尖部轻度球形膨出，左室流出道无压力阶差（病例图 46-4）。1 周后复查超声心动图：心内结构大致正常，LVEF 60%。

心电图特点（病例图 46-1、46-2）：

- 窦性心律
- Ⅰ、Ⅱ、Ⅲ、aVF、$V_2 \sim V_6$、$V_{3R} \sim V_{5R}$、$V_7 \sim V_9$ 导联 T 波倒置，呈现类似"冠状 T 波"；

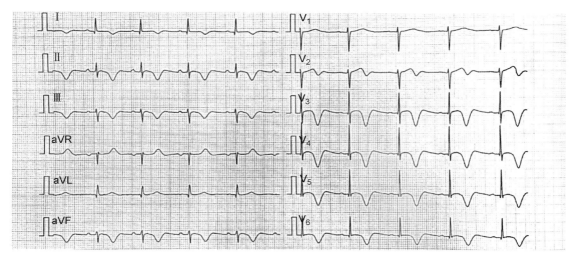

病例图 46-1 入院心电图（常规 12 导联）。心电图描述详见正文

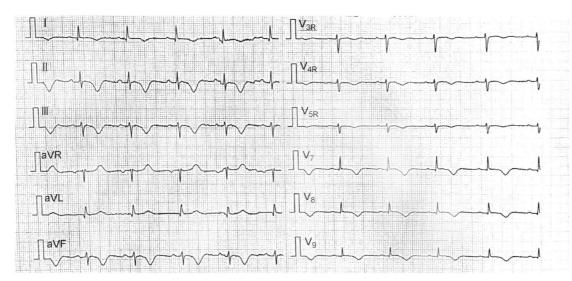

病例图 46-2 入院心电图（正后壁＋右室）。心电图描述详见正文

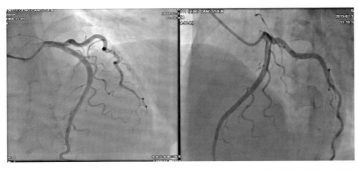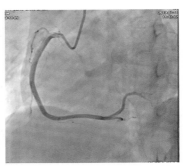

病例图 46-3   冠状动脉造影未见异常

- QTc 504 ms。

心电图诊断：窦性心律，广泛导联 T 波倒置。

特点分析：

患者为绝经后中年女性，在生活应激事件后出现劳力性呼吸困难，查体可闻及左下肺湿啰音，NT-proBNP 升高，超声心动图及左心室造影提示左室心尖部轻度球形膨出、室壁运动略减低。冠状动脉造影除外冠状动脉狭窄，异常的左室壁运动在短时间内恢复正常，应激性心肌病诊断明确。

本例应激性心肌病的心电图特点为不能用单一冠状动脉病变解释的广泛导联 T 波深倒置及 QT 间期延长。文献报道 44% 的应激性心肌病患者的心电图表现为经典的 ST 段抬高，ST 段抬高的定位和范围取决于心肌损伤的位置，通常位于心前区、侧壁和心尖部导联，如 V₂ ~ V₅ 导联，肢体 Ⅱ 和 aVR 导联，较少出现 V₁ 导联和局限下壁 Ⅱ、

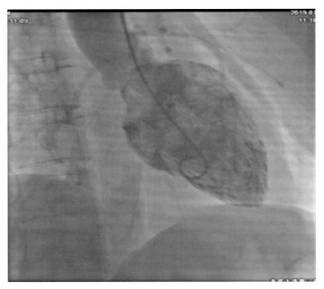

病例图 46-4   左心室造影见心尖部轻度膨出

Ⅲ、aVF 导联的 ST 段抬高，需与急性冠脉综合征相鉴别。与本例患者类似，41% 的应激性心肌病心电图也可表现为 T 波倒置。T 波倒置常发生在 V_2 ~ V_6 导联，Ⅰ、Ⅱ、aVL 和 aVR 导联较少见，T 波倒置幅度至少 3 mm，常大于 ACS 的 T 波倒置幅度。与 ST 段抬高意义相似，T 波倒置是相应部位心肌顿抑及心肌水肿的电生理表现，可持续数月[1]。

应激性心肌病心电图也可表现为 QT 间期延长，在心室收缩功能障碍及心肌损伤标志物恢复正常后，仍可持续长达 6 个月。QT 间期延长可引起尖端扭转型室性心动过速并预测心脏性猝死的发生[2-3]。其他的心电图表现有：ST 段压低占 8%，左束支传导阻滞占 5%，以及病理性 Q 波形成、QRS 波群低电压，少部分患者心电图正常。患者心电图可在数天至数周内出现短暂的动态变化，从 ST 段抬高至 T 波倒置、QT 间期延长[4]。该例患者的心电图可能是心电图演变过程中某一阶段的表现。异常心电图的恢复通常慢于左室室壁运动的恢复[5]。

简要知识总结：

患者绝经后女性，在生活应激及情绪诱因事件后出现劳力性呼吸困难，结合超声心动图及左心室造影、心肌损伤标志物，除外其他疾病后，考虑应激性心肌病诊断明确。该例应激性心肌病心电图特点表现为不能用单一冠状动脉分布解释的广泛导联的 T 波倒置加深加宽及 QT 间期的延长。应激性心肌病心电图表现多样，存在动态变化，需在病程中密切监测，有助于指导临床用药及观察病情演变。

参考文献

[1] Guerra F，Giannini I，Capucci A. The ECG in the differential diagnosis between takotsubo cardiomyopathy and acute coronary syndrome. Expert Rev Cardiovasc Ther，2017，

15（2）：137-144.

[2] Kato K，Lyon AR，Ghadri JR，et al. Takotsubo syndrome：aetiology，presentation and treatment. Heart，2017，103（18）：1461-1469.

[3] Ghadri JR，Wittstein IS，Prasad A，et al. International Expert Consensus Document on Takotsubo Syndrome（Part I）：Clinical Characteristics，Diagnostic Criteria，and Pathophysiology. Eur Heart J，2018，39（22）：

2032-2046.

[4] Boyd B，Solh T. Takotsubo cardiomyopathy：Review of broken heart syndrome. JAAPA，2020，33（3）：24-29. doi：10.1097/01.JAA.0000654368.35241.fc. PMID：32039951.

[5] Chhabra L，Butt N，Ahmad SA，et al. Electrocardiographic changes in Takotsubo cardiomyopathy. J Electrocardiol，2021，65：28-33.

病例 47　应激性心肌病（三）

病例摘要：

患者中年女性，间断胸痛、胸闷 19 h 急诊入院。近期劳累、严重失眠为诱因。既往心律失常（早搏）病史。入院查体：血压 114/68 mmHg，心率 67 次 / 分。入院 CK-MB 45.6 U/l，cTnI 0.729 ng/ml，NT-proBNP 1979.7 pg/ml。超声心动图：室壁节段性运动异常（心尖圆隆，左室各壁心尖段室壁运动减低），左室增大，左室舒张末期内径 53 mm，LVEF 57%。

心电图特点：

- 入院第 1 天心电图（病例图 47-1）：窦性心律，心率 67 次 / 分。V$_2$ ～ V$_6$ 导联 ST 段弓背向上抬高 0.1 ～ 0.2 mV，T 波倒置。II、III、aVF 导联 T 波倒置。

- 入院第 5 天心电图（病例图 47-2）：窦性心律，心率 57 次 / 分。V$_2$ ～ V$_6$ 导联 T 波低平双向。

- 入院 2 周心电图（病例图 47-3）：窦性心律，心率 56 次 / 分，V$_2$ ～ V$_6$ 导联 T 波倒置。

冠状动脉造影（病例图 47-4、47-5）： LM、LAD、LCX、RCA：内膜光滑，未见明显狭窄。右冠状动脉优势型。

左心室造影（病例图 47-6）： 前侧壁、隔面室壁运动明显减弱，心尖段膨隆、室壁运动消失。前基底部、后基底部室壁运动正常。

特点分析：

中年女性，突发胸痛、胸闷加重，心电图提示 V$_2$ ～ V$_6$ 导联 ST 段弓背向上抬高 0.1 ～ 0.2 mV 伴 T 波倒置。心肌损伤标志物轻度升高，与心电图提示缺血范围不匹配。本例患者冠状动脉造影提示冠状动脉未见明显狭窄，左心室造影提示前侧壁、隔面室壁运动明显减弱，心尖段室壁运动消失。5 天后患者心电图基本恢复正常，前壁导联无 Q 波形成，考虑为应激性心肌病（Takotsubo 综合征）。

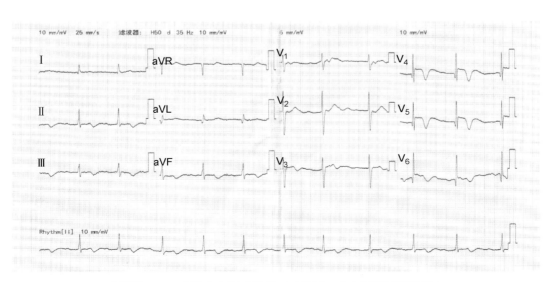

病例图 **47-1**　入院心电图（常规 12 导联）。心电图描述详见正文

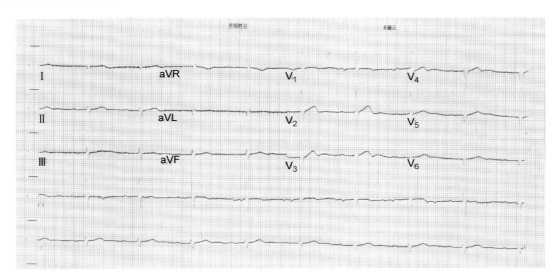

病例图 47-2 入院第 5 天心电图，V_3 ~ V_6 导联 T 波倒置减轻

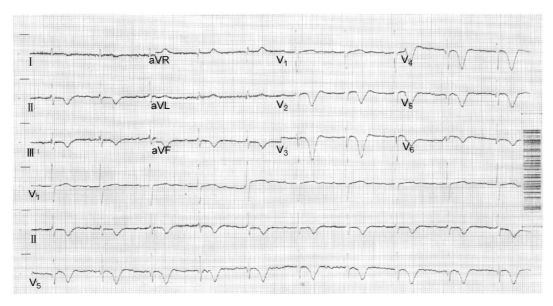

病例图 47-3 入院 2 周心电图

简要知识总结：

Takotsubo 综合征可以由多种原因诱发，精神激动是最常见的原因，也有报道重症感染可以诱发本病。神经系统疾病（如蛛网膜下腔出血、卒中 / 短暂性脑缺血发作或癫痫发作）和嗜铬细胞瘤可能会成为 Takotsubo 综合征诱因；此外，Takotsubo 综合征和明显冠状动脉疾病并不矛盾，可能存在于同一名患者。Takotsubo 综合征的患者可以出现以下表现：①短暂左室功能障碍（运动功能减退、运动不能或运动障碍）表现为心尖球形或心室中段、基底部或局部室壁运动异常；右室可能受累；局部室壁运动异常通常超过单个心外膜血管分布区；②Takotsubo 综合征事件之前存在情绪和（或）躯体诱因，但并非必需条件；③新出现心电图异常，包括 ST 段抬高、ST 段压低、T 波倒置和 QTc 延长；④心脏损伤标志物（肌钙蛋白和肌酸激酶）水平在大多数情况下适度升高；脑利钠肽水平明显升高；⑤无感染性心肌炎证据；⑥绝经后女性[1]。

该疾病需要与 STEMI 相鉴别。STEMI 患者冠状动脉造影可见冠状动脉破裂斑块、血栓、夹层等

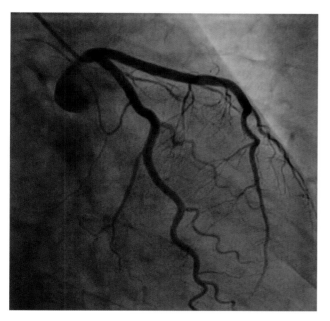

病例图 47-4 左冠状动脉造影提示 LAD、LCX 未见明显异常

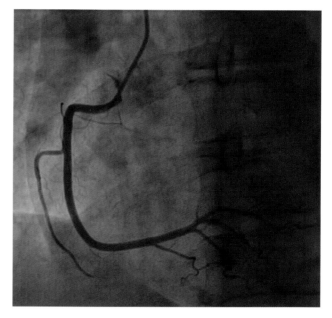

病例图 47-5 冠状动脉造影提示 RCA 未见明显异常

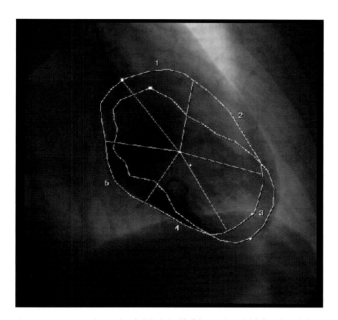

病例图 47-6 左心室造影（左前斜 30°）示前侧壁、隔面室壁运动明显减弱，心尖段室壁运动消失。前基底部、后基底部室壁运动正常

表现，且冠状动脉病变与节段性室壁运动异常部位相对应，临床常合并心力衰竭、心律失常、休克等表现，化验心肌损伤标志物和肌钙蛋白升高明显，

心电图在梗死相应导联出现 Q 波，长期随访大多遗留节段性室壁运动异常[2-3]。

临床上胸痛起病伴心电图 ST 段抬高患者，若冠状动脉造影结果与心电图变化不匹配，应考虑 Takotsubo 综合征可能。左心室造影有助于明确 Takotsubo 综合征诊断。

参考文献

［1］Ghadri JR，Wittstein IS，Prasad A，et al. International Expert Consensus Document on Takotsubo Syndrome（Part I）：Clinical Characteristics，Diagnostic Criteria，and Pathophysiology. Eur Heart J，2018，39（22）：2032-2046.

［2］Citro R，Okura H，Ghadri JR，et al. Multimodality imaging in takotsubo syndrome：a joint consensus document of the European Association of Cardiovascular Imaging（EACVI）and the Japanese Society of Echocardiography（JSE）. Eur Heart J Cardiovasc Imaging，2020，21（11）：1184-1207.

［3］Ghadri JR，Wittstein IS，Prasad A，et al. International Expert Consensus Document on Takotsubo Syndrome（Part II）：Diagnostic Workup，Outcome，and Management. Eur Heart J，2018，39（22）：2047-2062.

病例 48　心电图表现类似急性心肌梗死的儿茶酚胺型心肌病

病例摘要：

患者中年女性，因"右侧突发性耳聋"在耳鼻喉科住院期间突发胸闷气短，呼吸困难，端坐位呼吸，全身大汗，无力。查体：心率 160 次 / 分，血压 260/160 mmHg，指脉氧 75%，神志清楚，呼吸浅快，端坐位呼吸，双肺可闻及湿啰音，心音低钝，心律齐，无杂音，双下肢无水肿，神经体征阴性。化验示：cTnI 0.01 ng/ml，CK-MB 7.07 U/L，NT-proBNP ＜ 50 pg/ml。超声心动图：左心系统增大（左房前后径 22 mm，左室舒张末期内径 53 mm，左室后壁厚 9 mm），左室收缩功能减低（LVEF 44%），左室壁节段性（室间隔、后壁及侧壁）运动异常，心包积液（左室侧壁侧方深 4 mm）。腹部超声：肝右后叶与右肾之间占位性病变（大小 4.8 cm×4.1 cm 略低回声，界清形整，内部回声欠均匀，内部及周边可见彩色血供）（肾上腺来源？）。

心电图特点：

- 无症状发作时心电图（病例图 48-1）正常。
- 症状发作时心电图（病例图 48-2 至 48-4）：呈双向性室速，即各导联均出现两种形态的宽 QRS 波群，交替出现。
- 症状发作后第 4 天心电图（病例图 48-5）：

窦性心动过速，Ⅰ、aVL、V_2 导联 ST 段抬高，呈单向曲线样改变，其他肢体导联和胸前导联 ST 段上斜型压低。

- 症状发作后第 5 天心电图（病例图 48-6）：异常 ST 段改变较前减轻。
- 症状发作后 2 周心电图（病例图 48-7）：心电图基本恢复正常。

心电图诊断：①儿茶酚胺敏感型室速；②高侧壁及前间壁心肌损伤。

特点分析：

患者中年女性，以无明显诱因的突发胸闷气短为首发表现，心肌损伤标志物（CK-MB 和 cTnI）在 4 h 内明显升高，平时心电图正常，发作时呈双向性室速，各导联均出现两种形态的宽 QRS 波群交替出现，后出现 Ⅰ、aVL、V_2 导联 ST 段抬高，其余导联 ST 段上斜型压低，超声心动图示左室壁节段性（室间隔、后壁及侧壁）运动异常，结合以上表现且根据 2018 年的心肌梗死通用定义，具备心肌损伤标志物升高标准和 2 个临床标准，按 1 ＋ 1 诊断模式符合"急性心肌梗死"的诊断，当时立即给予双联抗血小板等针对急性冠脉综合征的治疗，拟急诊行冠状动脉造影检查，但因患者生命体征处于极不稳定的状态难以耐受冠状动

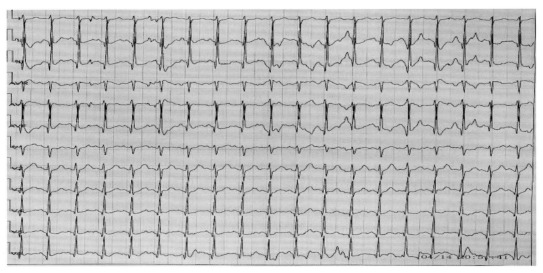

病例图 48-1　无症状发作时心电图

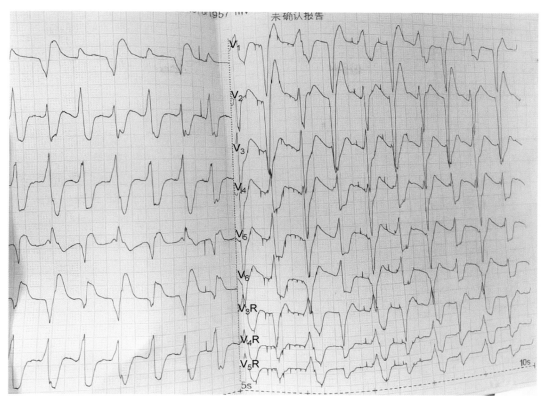

病例图 48-2　突发胸闷气短时心电图

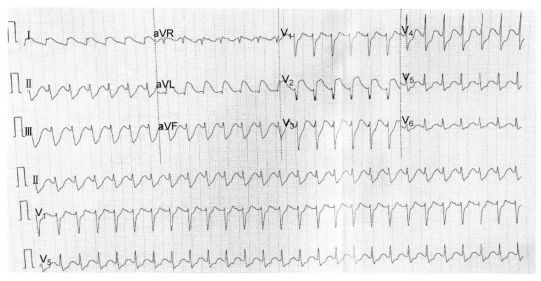

病例图 48-3　症状发作后第 2 天心电图

脉造影等有创检查。从发病时的血压急剧升高（大剂量硝普钠泵入下仍难以降压）到短时间内骤降（需最大负荷剂量去甲肾上腺素泵入维持血压在收缩压 95 mmHg 左右），出现了快速进展的急性左心衰竭状态。分析患者无冠心病易患因素及早发心血管疾病家族史，且症状发作不典型，心电图表现不能用单一血管闭塞性病变解释，尽管出现了酷似高侧壁及 V_2 导联 ST 段抬高的心肌损伤的心电图改变，并未形成病理性 Q 波，不支持冠状动脉血管急性闭塞所致的 1 型急性心肌梗死。患者入院时心电图正常，发作时心电图呈双向性室速符合儿茶酚胺敏感型室速的特点，且腹部超声提示肾上腺占

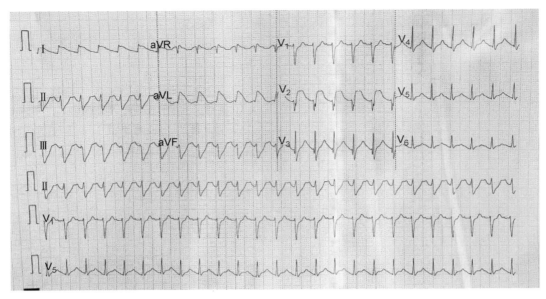

病例图 48-4　症状发作后第 3 天心电图

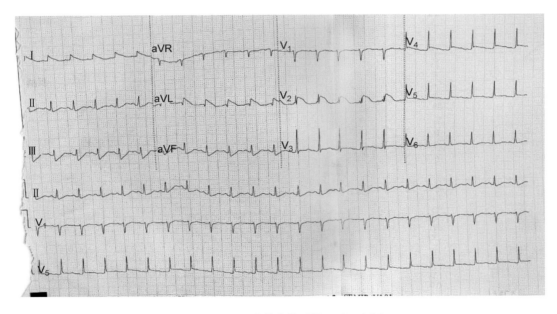

病例图 48-5　症状发作后第 4 天心电图

位，故该患者心肌损伤和双向性室速的心电图改变及超声心动图提示室壁运动异常、射血分数减低改变，考虑是由于嗜铬细胞瘤破裂，释放大量儿茶酚胺所致的急性儿茶酚胺型心肌病可能性更大。经过呼吸机、IABP、血滤、α 受体阻滞剂等一系列治疗，患者病情逐渐趋于稳定，于发病的第 5 天心电图恢复正常，于发病的第 4 周患者心脏结构、功能完全恢复正常，在发病 8 周后患者再次入院于泌尿外科行手术取病理最终证实为肾上腺嗜铬细胞瘤伴梗

死，证实了儿茶酚胺大量释放所致心肌受损的心电图改变。

简要知识总结：

　　嗜铬细胞瘤大多是良性神经内分泌肿瘤，起源于肾上腺髓质内的嗜铬细胞，或交感神经丛中的任何部位[1]，该肿瘤的临床表现包括高血压、快速性心律失常、头痛、出汗过多、颤抖、胸痛、便秘等，这些症状和体征都是由于儿茶酚胺分泌过多引起的，而突然、严重的儿茶酚胺过量分泌会导致

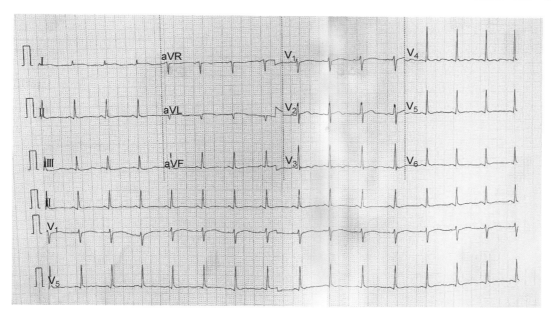

病例图 48-6　症状发作后第 5 天心电图

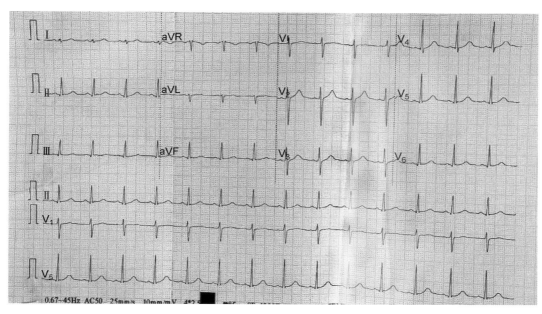

病例图 48-7　症状发作后 2 周心电图（此后心电图未再出现动态变化）

严重的心血管并发症与高血压危象，从而导致急性（缺血性、Takotsubo）或慢性（肥大性、扩张性）心肌病[2]。人体对儿茶酚胺的心血管反应主要取决于其释放种类及量的多少，从嗜铬细胞瘤中急性释放去甲肾上腺素和肾上腺素会增加心率、全身血管阻力、心肌收缩力并降低静脉顺应性[3]。同时儿茶酚胺对肾上腺素的过度刺激会导致严重的血管收缩和冠状动脉痉挛、心肌缺血[4]以及心肌细胞随后的损伤和坏死[5-6]。有报道嗜铬细胞瘤患者

出现了提示 ACS 的症状、实验室和心电图检查结果[7]。另一方面，由于儿茶酚胺水平高，即使没有心肌缺血或梗死，患者也会出现倒置 T 波、超急性 T 波、ST 段抬高、R 波递增不良伴低血压，以及电轴右偏伴低血压[9]、心室肥大、异常峰值 P 波、低振幅 T 波、延长的校正 QT 间期、病态窦房结综合征、室上性和室性心动过速、尖端扭转型室性心动过速和心室颤动[10]等一系列心电图改变。

参考文献

[1] Klein I. Endocrine Disorders and Cardiovascular Disease Braunwald's Heart Disease a Textbook of Cardiovascular Medicine. 10th edition. Philadelphia：Elsevier Saunders，2015：1793-1808.

[2] Zuber SM，Kantorovich V，Pacak K. Hypertension in pheochromocytoma：Characteristics and treatment. Endocrinol Metab Clin North Am，2011，40：295-311.

[3] Bravo EL. Evolving Concepts in the pathophysiology，diagnosis，and treatment of pheochromocytoma. Endocr Rev，1994，15：356-368.

[4] Rona G. Catecholamine Cardiotoxicity. J Mol Cell Cardiol，1985，17：291-306.

[5] Fleckenstein A，Janke J，Doring HJ，et al. Ca overload as determinant factor in the production of catecholamine induced myocardial lesion.//Bajusz E，Rona G，Brink AJ，Lochner A.（ed）Recent Advances in Studies on Cardiac Structure and Metabolism. Vol 2. Baltimore，MD：University Park Press，1973：455-466.

[6] Bloom S，Davis DL. Calcium as mediator of isoproterenol-induced myocardial necrosis. AM J Pathol，1972，69：459-470.

[7] Matias-Guiu JA，Ramos-Levi A，Sanabria-Perez C. Catecholamine-induced cardiomyopathy triggered by pheochromocytoma. Endocrinol Nutr，2011，58：204-206.

[8] Jayaprasad N，Madhavan S. Pheochromocytoma presenting as acute myocardial infarction. Nepal Heart J，2015，12：89-92.

[9] Kokkonen JO，Lammintausta O，Luomanmaki K. Acute heart failure and transient low voltage in electrocardiogram after massive catecholamine release from a phaeochromocytoma. Eur Heart J，1997，18：1357.

[10] Choi SY，Cho KI，Han YJ，et al. Impact of Pheochromocytoma on Left Ventricular Hypertrophy and QTc Prolongation：Comparison with Takotsubo Cardiomyopathy. Koren Circ J，2014，44：89-96.

病例 49　酷似急性 ST 段抬高型心肌梗死的药物所致心肌损伤

病例摘要：

46 岁女性，主因"发现心率增快 1 个月，胸闷、气短、心悸 5 天"急诊收入院。患者 1 个月前查体发现心率快，约 90 ～ 100 次 / 分，律齐，无症状。近 5 天持续胸闷、气短、心悸，伴乏力，可平卧。1 天前无明显诱因胸闷、气短、心悸加重，不能平卧，话不成句，我院急诊：cTnI 7.96 ng/ml，心电图演变见病例图 49-1 至 49-3。急诊冠状动脉造影未见异常，肺动脉 CTA 未见肺栓塞。收入心内监护治疗病房。既往高脂血症 19 年；甲状腺功能减退 18 年；2 型糖尿病 2 年；2 个月前确诊"胰腺癌，肝多发转移，腹膜后多发转移"，近 1 个月应用吉西他滨＋紫杉醇化疗，特瑞普利单抗 240 mg 免疫治疗。用药 2 天后皮肤黄染。3 天前视物不清、重影、左眼睑下垂，双眼球突起，头颅 MRI 示无脑转移。入院查体：呼吸 29 次 / 分，血压 128/82 mmHg，双眼球突起，左眼睑下垂，双肺呼吸音清，心率 101 次 / 分，律齐，无杂音，双下肢无水肿。

辅助检查：BNP 40 pg/ml。生化：谷丙转氨酶（ALT）165 U/L，谷草转氨酶（AST）292 U/L，CK 5833 U/L，低密度脂蛋白 - 胆固醇（LDL-C）6.68 mmol/L，总胆红素（tBIL）34.7 μmol/L，直接胆红素（dBIL）27.9 μmol/L。超声心动图未见异常。

心电图特点（病例图 49-1 至 49-3）：

- 窦性心动过速，室性期前收缩；
- 电轴左偏；
- 左前分支阻滞；
- Ⅱ、Ⅲ、aVF 导联呈 QS 型；
- V_1 导联 Q 波，V_1 导联 R/S > 1，胸前导联 R 波递增不良；
- V_1 ～ V_5 导联 ST 段抬高 0.1 ～ 0.4 mV，T 波正负双向或直立。

心电图诊断：窦性心动过速，室性期前收缩，前壁导联 ST 段抬高。

特点分析：

患者为 46 岁女性，合并糖尿病、高胆固醇血症，以持续性胸闷、气短、心悸为主诉，心电图可见前壁广泛导联 ST 段抬高，cTnI 升高，故首先需除外前壁 STEMI。但冠状动脉造影完全正常，超声心动图亦无节段性室壁运动异常表现。上述指标均不支持 STEMI 诊断。结合患者程序性细胞死亡蛋白 -1（PD-1）抑制剂应用史，肝损伤、肌损伤、心肌损伤，最终诊断"免疫检查点抑制剂相关心脏损伤"。值得一提的是，患者虽有呼吸困难，但双

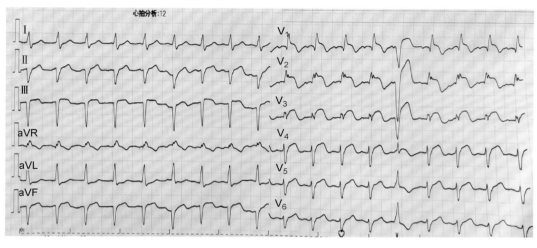

病例图 **49-1**　急诊第一份心电图

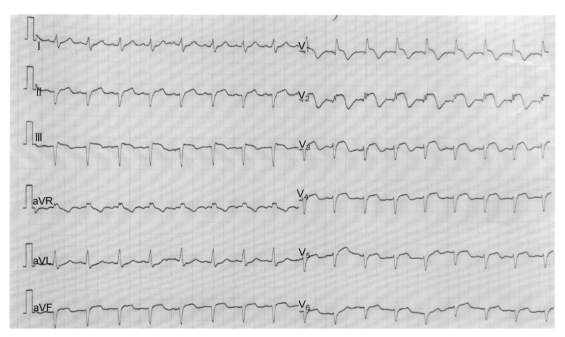

病例图 **49-2**　复查心电图（6 h 后）

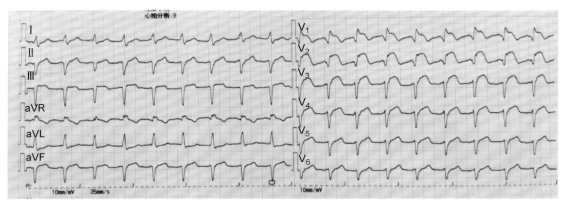

病例图 **49-3**　复查心电图（18 h 后）

肺呼吸音清，BNP 正常，超声心动图提示心脏结构和功能未见异常，LVEF 正常。无心力衰竭、肺淤血所致呼吸困难证据，结合 CK 明显升高，眼睑下垂，最终考虑为 PD-1 抑制剂肌损伤所致呼吸肌无力引发的呼吸困难。

简要知识总结：

免疫检查点抑制剂作为肿瘤的免疫治疗已应用于临床数年，常见的免疫检查点抑制剂包括 PD-1 与其配体（PD-L1）通路抑制剂和细胞毒性 T 淋巴细胞相关抗原 4（CTLA4）抑制剂[1]。免疫检查点抑制剂通过恢复 T 细胞活性增强机体对肿瘤的免疫杀伤作用[2]，但也通过免疫介导造成皮肤、消化、内分泌、神经、呼吸、泌尿、眼、骨骼肌肉及心血管系统等多系统损伤[3]。免疫检查点抑制剂所致心血管不良反应包括心肌炎 / 心肌病、心包炎 / 心包积液、心肌缺血 / 冠状动脉痉挛、瓣膜病变及高血压[1-2]。免疫检查点抑制剂所致心肌炎发生率为 1.0%～ 1.4%[4]，死亡率为 36.96%～ 50%[5]。本例患者即为 PD-1 抑制剂所致酷似 STEMI 的心肌炎。PD-1 抑制剂常导致淋巴细胞浸润性心肌炎[6]，治疗需依靠糖皮质激素，甚至静脉注射免疫球蛋白（IVIG）。本例患者接受了静脉甲泼尼龙治疗，后症状改善，cTnI、CK 及转氨酶下降。但胰腺肿瘤整体预后仍较差。

免疫检查点抑制剂所致心血管不良反应发病率不高，但一旦发生多数病情危重。免疫检查点抑制剂所致心肌炎心电图可有酷似 STEMI 表现，需结合临床情况充分鉴别。免疫检查点抑制剂所致心血管损伤常易合并肝损伤及肌损伤等其他系统损伤，因此应用免疫检查点抑制剂治疗的患者需密切监测。

参考文献

[1] 郭潇潇、王汉萍、周佳鑫，等 . 免疫检查点抑制剂相关心脏不良反应的临床诊治建议[J] . 中国肺癌杂志，2019，22（10）：627-632. DOI：10.3779/j.issn.1009-3419.2019.10.04

[2] Zarifa A，Kim JW，Lopez-Mattei J，et al. Cardiac Toxicities Associated with Immune Checkpoints Inhibitors：Mechanisms，Manifestations and Management[J] . Korean Circ J，2021，51（7）：579-597. DOI：10.4070/kcj.2021.0089.

[3] Brahmer JR，Abu-Sbeih H，Ascierto PA，et al. Society for Immunotherapy of Cancer（SITC）clinical practice guideline on immune checkpoint inhibitor-related adverse events[J] . J Immunother Cancer，2021，9（6）：e002435. DOI：10.1136/jitc-2021-002435.

[4] Zhu H，Ivanovic M，Nguyen A，et al. Immune checkpoint inhibitor cardiotoxicity：Breaking barriers in the cardiovascular immune landscape[J] . J Mol Cell Cardiol，2021，160：121-127. DOI：10.1016/j.yjmcc.2021.07.006.

[5] Wang DY，Salem J E，Cohen J V，et al. Fatal Toxic Effects Associated With Immune Checkpoint Inhibitors：A Systematic Review and Meta-analysis[J] . JAMA Oncol，2018，4（12）：1721-1728. DOI：10.1001/jamaoncol.2018.3923.

[6] Rikhi R，Karnuta J，Hussain M，et al. Immune Checkpoint Inhibitors Mediated Lymphocytic and Giant Cell Myocarditis：Uncovering Etiological Mechanisms[J] . Front Cardiovasc Med，2021，8：721333. DOI：10.3389/fcvm.2021.721333.

病例 50　酷似下壁、后壁心肌梗死的预激综合征

病例摘要：

中年男性，突发心悸胸闷 3 h 入院。既往高血压病史 10 余年，吸烟 20 年史。入院查体：血压 130/80 mmHg，心率 66 次 / 分，心律齐。入院心肌损伤标志物正常，超声心动图示心脏结构功能正常。

心电图特点（病例图 50-1）：

- 窦性心律，电轴左偏；
- PR 间期＜ 0.12 s；
- QRS 波群增宽，起始部可见预激波（δ 波），V_1～ V_6 导联 δ 波均正向，V_1～ V_6 导联以 R 波为主，QRS 波在 Ⅱ、Ⅲ、aVF 导联呈 QS 型；
- V_3～ V_6 导联 ST 段压低。

心电图诊断： ①窦性心律；②A 型预激综合征，左后间隔旁路。

特点分析：

由于患者以胸闷就诊，未记录到心悸发作时的心电图，心电图上 Ⅱ、Ⅲ、aVF 导联 QRS 波呈 QS 型，V_1 导联 R 波高大，易误诊为下壁、后壁心肌梗死。但患者心肌损伤标志物正常，心电图无 ST-T

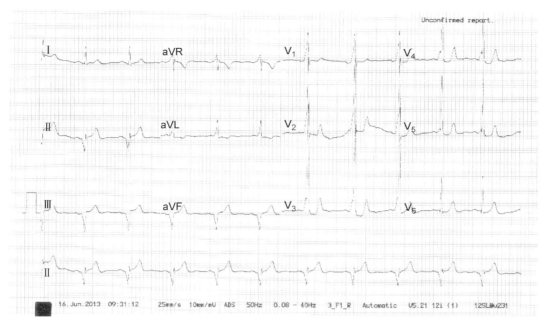

病例图 50-1　A 型预激综合征。心电图描述详见正文

的动态演变，超声心动图示心脏结构功能正常，另外最具特征性的心电图表现为 PR 间期＜ 0.12 s，QRS 波群增宽，起始部可见预激波（δ 波）支持了预激综合征的诊断。此例患者预激波在 $V_1 \sim V_6$ 导联都是正向，QRS 波也以 R 波为主，Ⅱ、Ⅲ、aVF 导联的 QRS 波呈现 QS 型提示旁路位于左后间隔。

简要知识总结：

预激综合征是由于存在旁路附加传导束，心房激动经由旁路下传而提前激动部分或全部心室肌，在心电图 QRS 波群前形成预激波（δ 波）。心电图表现为 PR 间期缩短（＜ 0.12 s），而 PJ 间期正常，QRS 波增宽（＞ 0.10 s），起始部可见预激波，并有继发性 ST-T 改变。从心电图的诊断上，预激综合征分为 A 型和 B 型。A 型预激在心电图表现为 $V_1 \sim V_6$ 导联中都是正向 QRS 波。B 型预激在 V_1 导联 QRS 主波负向，$V_5 \sim V_6$ 导联 QRS 主波正向。体表心电图可帮助大致区分旁路在瓣环上的部位。A 型预激提示旁路位于左侧房室瓣环周围，预激除极心室产生的向量指向右侧，在右胸导联上可产生正向 QRS 波，由于左室是优势心室，所以 V_6 导联 QRS 波也是正向的。B 型预激提示旁路位于右侧房室瓣环周围，预激心室除极向量指向左侧，在 V_1 导联 QRS 波负向，V_6 导联 QRS 波正向。旁路在瓣环上前后的位置可根据预激波在

Ⅱ、Ⅲ、aVF 导联的方向大致判断。Ⅱ、Ⅲ、aVF 导联预激波正向，旁路位于瓣环前方，Ⅱ、Ⅲ、aVF 导联预激波负向，旁路位于瓣环后方[1]。

某些部位的预激波造成 QRS 波起始与正常心电图不同，需与心肌梗死的心电图相鉴别。A 型预激在 V_1、V_2 导联可表现为增高的 R 波，可被误诊为正后壁心肌梗死；后间隔旁路可在 Ⅱ、Ⅲ、aVF 导联上产生宽深 Q 波，酷似下壁心肌梗死；如本例患者，发作时出现胸闷症状，极易被误诊为下壁、后壁心肌梗死。右侧间隔旁路在 $V_1 \sim V_2$ 导联呈 QS 型，似前间壁心肌梗死。左侧壁旁路在 Ⅰ、aVL 导联出现负向 q 波，易被误诊为侧壁心肌梗死。预激综合征与心肌梗死心电图区别的要点在于：PR 间期缩短，有预激波，无原发性 ST-T 动态演变[2-3]。

参考文献

[1] Khan IA，Shaw IS. Pseudo myocardial infarction and pseudo ventricular hypertrophy ECG patterns in Wolff-Parkinson-White syndrome. Am J Emerg Med，2000，18：802-806.

[2] Spodick DH. Wolff-Parkinson-White ECG with pseudo-infarct. Am J Geriatr Cardiol，2008，17（1）：59.

[3] Le Manach Y，Charbucinska K，Godet G. Accessory myocardial pathway mimicking an inferior myocardial infarction after major vascular surgery. Eur J Anaesthesiol，2006，23（6）：527-529.

拓展阅读（二）　早复极综合征

早复极综合征（early repolarization syndrome，ERS）在整体人群中的发生率为 5%～30%。主要心电图表现以部分导联 QRS 波终末与 ST 段起始有顿挫或切迹和 ST 段弓背向下抬高为特征。曾经认为早期复极图形是正常电生理的变异，与良性预后相关，常与心肌梗死超急性期相鉴别。但近年研究发现少数早复极与心脏性猝死相关，原因可能是心内外膜电流失衡导致的除极和复极离散度增加，被称为早复极综合征，具体机制可能是动作电位早期时相，心外膜较之心内膜更多的 K^+ 外流和更少的 Na^+、Ca^{2+} 内流，使得心外膜产生除极外向电流，此透壁电压梯度在心电图上表现为 J 波，这种电的异质性会在一些特殊情况下形成局部折返，引发心室颤动。有学者将早复极综合征和 Brugada 综合征统称为 J 波综合征。极少数早复极会导致心室颤动、猝死等灾难性后果。目前认为早复极及早复极综合征与遗传因素有关，有研究表明基因筛查中可找到编码心脏钠离子通道的 SCN5A 可能是导致

心脏性猝死的早复极综合征的主要致病基因，但也有研究表明基因筛查阳性率仅为 10%，故目前一般推荐猝死生还者及早复极综合征高危直系亲属进行基因检测。

早复极心电图图形特征（拓展图2-1、拓展图2-2）：①2 个或 2 个以上相邻导联 J 点抬高（≥ 0.1 mV），发生提前复极现象；②出现明显 J 波，R 波降支正向切迹或顿挫，常出现于下壁导联（Ⅱ、Ⅲ、aVF）和（或）侧壁导联（Ⅰ、aVL、V_3～V_6）；③ST 段弓背向下抬高，通常在 V_3 导联最明显，可达 0.3～0.4 mV，而肢体导联一般不超过 0.2 mV；④可伴有一度房室传导阻滞或窦性心动过缓现象；⑤心电图改变持续存在，多数在 1 年以上；⑥交感神经兴奋导致心率增快可使多数 J 波、ST 段抬高减轻，睡眠可使 J 点抬高，异丙肾上腺素和奎尼丁可使 J 点恢复正常。分别有学者通过早复极关联导联或 J 波形态对早复极图形进行分型，目前多数学者认为诊断早复极图形应以 J 点或 J 波为中心进行

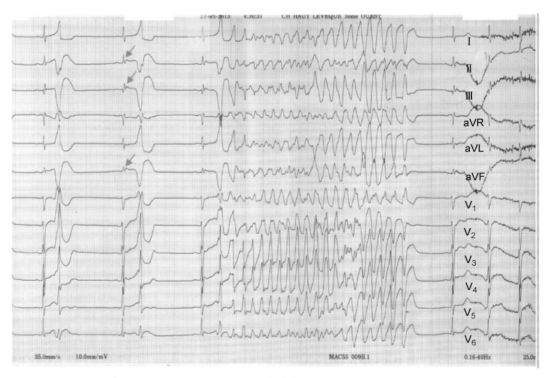

拓展图 2-1　早复极心电图 1

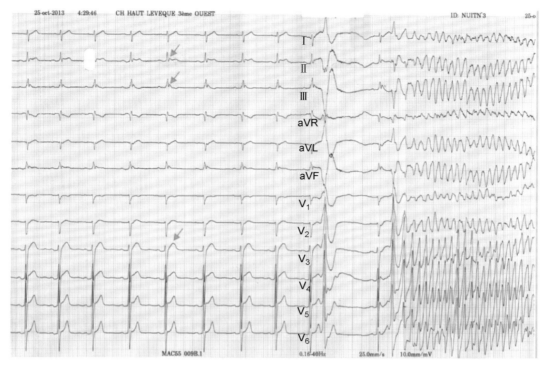

拓展图 2-2　早复极心电图 2

鉴别。早复极图形发生在不能用其他病因解释的心室颤动、多形性室性心动过速或猝死生还者中时可以诊断为早复极综合征。

有研究认为早复极综合征、Brugada 综合征可统称为 J 波综合征，可能是同一类病理生理过程的不同表现，大样本病例对照研究显示，早复极人群 75% 是男性；正常人群中如发生特发性心室颤动多会发现早复极图形，早复极图形人群中有 31% 曾发生过特发性心室颤动，而无早复极人群中仅为 5%[1]。Meta 分析发现整体早复极人群总的心脏性猝死风险为 0.07%[2]。故进行早复极危险分层及尽早识别潜在高危患者进行猝死预防十分重要，以下特征有助于识别高危者[3-4]：

①多导联出现早复极图形；

②下壁导联 J 波抬高超过 0.2 mV；

③J 波时限大于 60 ms 和 J 点夹角大于 30°；

④长 RR 间期依赖的 J 波振幅增加，有明显切迹和顿挫；

⑤水平或下斜型抬高的 ST 段；

⑥成对室早、室性心律失常出现导联与早复极图形出现导联一致；

⑦短 QT 间期和低 T/R 比值；

⑧心脏电生理检查可诱发心室颤动；

⑨不明原因的反复晕厥者及猝死生还者或家族史。

治疗上，如早复极综合征诊断明确应尽早行埋藏式心脏复律除颤器（ICD）治疗，如不能植入 ICD 则建议长期口服奎尼丁或西洛他唑；异丙肾上腺素用于交感电风暴时，可使早复极幅度降低或完全恢复正常[5-8]。

参考文献

[1] Jones RL，Rubal B，Jones S，et al. Prevalence of early repolarization in a large cohort of young adults. J Am Coll Cardiol，2015，65：A371 10.1016/S0735-1097（15）60371-0.

[2] Haruta D，Matsuo K，Tsuneto A，et al. Incidence and prognostic value of early repolarization pattern in the 12-lead electrocardiogram. Circulation，2011，123：2931-7. 10.1161/CIRCULATIONAHA.110.006460.

[3] Sinner MF，Reinhard W，Müller M，et al. Association of early repolarization pattern on ECG with risk of cardiac and all-cause mortality：a population-based prospective cohort study（MONICA/KORA）. PLoS Med，2010，7：e1000314. 10.1371/journal.pmed.1000314

[4] Tikkanen JT，Anttonen O，Junttila MJ，et al. Long-term outcome associated with early repolarization on electrocardiography. N Engl J Med，2009，361：2529-37. 10.1056/NEJMoa0907589.

[5] Bourier F，Denis A，Cheniti G，et al. Early Repolarization

Syndrome: Diagnostic and Therapeutic Approach. Front Cardiovasc Med, 2018, 5: 169. doi: 10.3389/fcvm.2018.00169. PMID: 30542653; PMCID: PMC6278243.

［6］Sherafati A, Eslami M, Mollazadeh R. J wave syndrome: Benign or malignant? ARYA Atheroscler, 2021, 17（4）: 1-9. doi: 10.22122/arya.v17i0.2259. PMID: 35685231; PMCID: PMC9137236.

［7］Rosso R, Glikson E, Belhassen B, et al. Distinguishing "benign" from "malignant early repolarization": The value of the ST-segment morphology. Heart Rhythm, 2012, 9（2）: 225-9.

［8］Di Stolfo G, Palumbo P, Castellana S, et al. Sudden cardiac death in J wave syndrome with short QT associated to a novel mutation in Nav 1.8 coding gene SCN10A: First case report for a possible pharmaco.

拓展阅读（三）　Niagara 瀑布样 T 波心电图

在临床上，我们见到许多患者心电图中的 T 波出现了显著改变，其中以巨大倒置的 T 波（giant T wave inversion）最为典型。巨大倒置的 T 波是指体表心电图中 T 波出现倒置，且振幅大于 1.0 mV，部分甚至可达 2.0 mV 以上。早在 1954 年，Burch 等首次提出急性脑卒中可出现特殊的心电图改变，其典型表现为多个导联广泛深而倒置的 T 波，且倒置 T 波的两肢不对称。由于此类巨大倒置的 T 波形态酷似美国与加拿大边界上世界上最大的瀑布之一——Niagara 瀑布（拓展图 3-1），2001 年美国波士顿哈佛医学院著名的 Hurst JW 教授将此类倒置的 T 波命名为 Niagara 瀑布样 T 波（Niagara falls T wave），特指脑血管意外患者出现的一种特殊形态的巨大倒置 T 波，由交感神经过度兴奋引起，而且与其他巨大倒置的 T 波不同，Niagara 瀑布样 T 波的演变迅速，可持续数日自行消退[1]。

Niagara 瀑布样 T 波的心电图特征（拓展图 3-2）

1. 倒置的 T 波常出现在胸前 V_2 ～ V_6 导联，也可以发生在肢体导联中，而在 aVR、V_1、Ⅲ导联上可能出现宽而直立的 T 波。

2. 由于脑血管意外患者的 T 波变化大多由交感神经过度兴奋引起，且与其他巨大倒置的 T 波有所不同，Niagara 瀑布样 T 波可演变迅速，并可持续数日自行消退。

3. 倒置 T 波宽大畸形，开口及顶部增宽，最低点呈钝圆形，振幅常 > 1.0 mV，部分可达 2.0 mV 以上。

4. 不伴有 ST 段的偏移及病理性 Q 波。

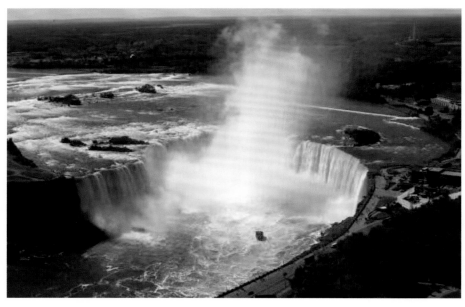

拓展图 3-1　Niagara 瀑布

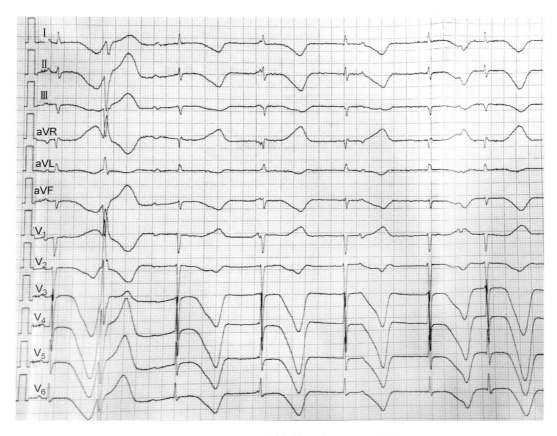

拓展图 3-2 Niagara 瀑布样 T 波的心电图改变

5. QTc 间期显著延长，常延长 20% 或更多，最长达 0.7 ～ 0.95 s。

6. U 波出现，振幅增大，幅度常 > 1.0 mV。

7. 常伴有快速性室性心律失常等[2]。

Niagara 瀑布样 T 波的发生机制

交感神经兴奋可使 T 波振幅降低甚至倒置，迷走神经兴奋时产生 T 波增高，自主神经功能性变化引起心电图改变的发生率高达 20% ～ 40%。T 波的改变是某些部位心室肌复极时程变化的结果[3]。其中最典型的就是脑血管意外（尤其是蛛网膜下腔出血）、各种脑血管疾病、各种原因引起的持续时间较长的阿斯综合征之后，可出现持续数日的巨大倒置的 T 波。这是因为当各种原因导致脑组织损伤、坏死时，引起交感神经兴奋。一方面交感神经广泛而强烈的刺激能引起人体心肌细胞的直接损伤，并可引起心外膜冠状动脉的痉挛，从而引发广泛普遍的心肌缺血，类似于心肌缺血后的心肌顿抑，左室游离壁心外膜复极过程显著延长，心室复极差力方向从左室心外膜指向心内膜，使中胸

和左胸导联 T 波倒置。另一方面这些涉及颅脑自主神经损伤的疾病常因为交感神经的过度兴奋，导致人体产生大量的交感胺释放入血，进而形成体内的儿茶酚胺风暴。过量的儿茶酚胺能刺激下丘脑星状交感神经节，引起 T 波的改变及 QT 间期的显著延长，过量的儿茶酚胺还可直接作用于心室肌，使心肌复极过程明显受到影响。所以儿茶酚胺风暴时，上述作用进一步增强，引起巨大倒置 T 波，即 Niagara 瀑布样 T 波[4-5]。

各种颅脑损伤、脑血管意外、阿斯综合征等都可引起交感神经过度兴奋，释放过多儿茶酚胺，引起心电图改变，包括 ST 段下移、Niagara 瀑布样 T 波、QT 间期延长等，并易导致反复恶性室性心律失常。因此，这些心电图上的特征性改变应引起临床医师的高度重视。

参考文献

[1] 郭继鸿 .Niagara 瀑布样 T 波 [J] .临床心电学杂志，2001，（04）：233-239.

［2］吴岳平 . Niagara 瀑布样 T 波与交感电风暴［J］. 心电与循环，2015，34（6）：421.

［3］Y-Hassan S. The pathogenesis of reversible T-wave inversions or large upright peaked T-waves：Sympathetic T-waves. Int J Cardiol，2015，191：237-243.

［4］肖志华 . Niagara 瀑布样 T 波伴多种心电图表现一例［J］.

中国心脏起搏与心电生理杂志，2021，35（03）：280-282.

［5］Ali H，Lupo P，De Ambroggi G，Foresti S，et al. Giant T-wave inversion in an implantable cardioverter-defibrillator patient with ischaemic cardiomyopathy：what is the mechanism? Europace，2021，23（12）：2038.

拓展阅读（四） 心电图表现为类似急性心肌梗死的"尖顶军盔"征

近年来，关于尖顶军盔征（spiked helmet sign，SHS）的报道比较少见，2011 年至今报道的国内外共计 26 例尖顶军盔征病例[1-15]。25 例报道中心血管事件 2 例，为心力衰竭及应激性心肌病；颅脑疾病 4 例，其中蛛网膜下腔出血 3 例、弥漫性缺血缺氧性脑病 1 例；胸腔疾病 8 例，其中单纯气胸 5 例、脓胸 1 例、胸腔积液 2 例；腹部疾病 5 例，其中肠梗阻 2 例、肠穿孔 1 例、弥漫性结肠炎 1 例、腹部手术后 1 例；全身疾病 6 例，其中败血症 4 例、高渗高血糖综合征 1 例、星状神经节消融术后 1 例。可以看出胸腹腔疾病占比较大，共计 13 例，占比 52.0%。

4 例颅脑疾病的患者 SHS 多出现于下壁 Ⅱ、Ⅲ、aVF 及 aVL 导联；胸腔疾病如气胸、脓胸、胸腔积液等引起胸腔压力明显升高时，SHS 多出现于 $V_1 \sim V_6$ 胸前导联，部分胸腔穿刺排气、抽液后 SHS 消失；5 例腹腔疾病患者的 SHS 均出现在下壁 Ⅱ、Ⅲ、aVF 导联，且胃肠减压后 SHS 波形消失；全身疾病中 4 例败血症患者 SHS 均出现于下壁 Ⅱ、Ⅲ、aVF 导联，高渗高血糖综合征患者 SHS 出现在 $V_1 \sim V_5$ 导联，星状神经节消融术后患者 SHS 出现在 $V_1 \sim V_6$ 导联。此外，病例中进行机械通气患者共 11 例，占比 44.0%，提示 SHS 患者多为危重症患者。由于部分报道没有提及患者预后，无法判断患者的后续恢复情况。但总体来看，气胸、胸腔积液患者在解除胸腔压力后均可恢复，而对于高龄、合并多种疾病的患者，预后较差。

2011 年 Littmann 等在《梅奥医学杂志》发表的文章中首次提出一种特殊类型的 ST 段抬高，表现为 ST 段下斜型抬高伴 QRS 波前的基线上斜型

抬高，R 波尖锐，表现为一个圆顶和尖峰图形（拓展图 4-1）。因心电图的图形特征与 1842 年普鲁士国王弗里德里希·威廉四世（Friedrich Wilhelm Ⅳ）提出的德国军用尖峰头盔形状相像而被命名为尖顶军盔征[2]。其产生的机制及临床意义尚不明确，仍在探索当中。

János Tomcsányi 等将尖顶军盔征分为 2 种类型。一种是由于机械牵拉引起的，另一种是由于 QT 间期明显延长引起的，两种类型反映了两种不同的机制，具有不同的临床意义[16]。

一、机械牵拉

心脏中的离子通道在不同张力的牵拉下其导电性会发生改变，进而影响心肌细胞的动作电位，使心电图图形发生变化[17]。当出现气胸或急腹症等导致胸腔或腹腔压力急剧升高时，上抬的膈肌或胸壁挤压心脏，机械牵拉影响对应室壁的动作电位，同时室壁无法完全舒张，进而导致对应室壁心电图基线上抬，即假性 ST 段抬高[16, 18]。此外也有学者认为腹腔压力升高时心脏位置改变、上抬的膈肌或胸壁压迫冠状动脉、迷走神经张力升高引起的冠状动脉血管痉挛都是 ST 段抬高的潜在原因[19]。SHS 出现在不同的导联时提示不同的疾病。多数病例报道胃肠道穿孔、急腹症或肠梗阻[3]等引起腹腔压力急剧升高时，SHS 多出现在下壁 Ⅱ、Ⅲ、aVF 导联；而气胸[4]、主动脉夹层[20]、胸腔积液等急性胸腔疾病引起胸腔压力升高时，SHS 多出现在胸前 $V_1 \sim V_6$ 导联。但这种对应关系特异性不强。当胸腹腔压力下降时，ST 段逐渐回落至正常范围内[3-4, 21]。

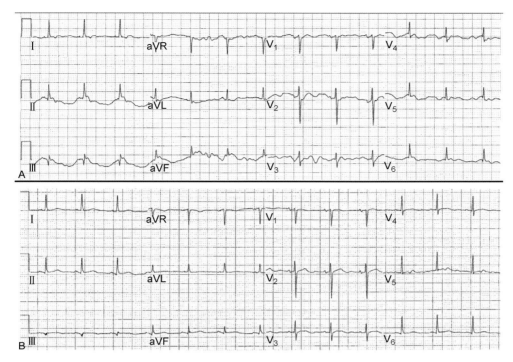

拓展图 4-1　上腹胀患者下壁导联出现 SHS。**A.** 12 导联心电图显示下壁导联 ST 段明显抬高、QRS 波前基线上斜型抬高；**B.** 胃肠减压 850 ml 液体后腹胀消失，心电图提示下壁导联 SHS 消失[3]

二、QT 间期延长

除了机械牵拉，QT 间期延长被认为是尖顶军盔征的另一机制。Laundon 等认为是 QRS 波群与前一周期延长的 T-U 波重叠导致 SHS 改变。如果 QT（U）足够长，并且有一个宽的倒 T 波到达下一个 QRS 波，所有的波形都将看起来像典型的 SHS[5]（拓展图 4-2、4-3）。故当心电图出现 SHS 时，需要警惕潜在的长 QT 综合征[6]。严重的电解质紊乱、高渗高血糖[19] 和 Takotsubo 心肌病[8] 等导致 QT 间期延长时，心电图也会出现 SHS 的表现。Farid Aliyev 等发现经皮星状神经节消融术

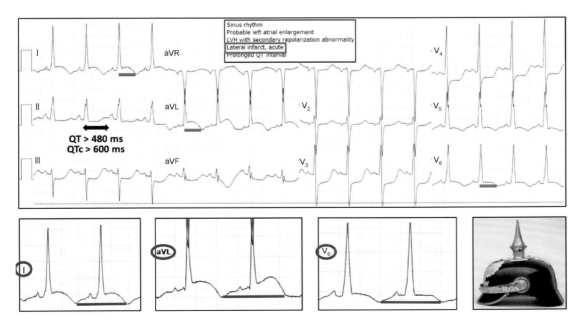

拓展图 4-2　蛛网膜下腔出血患者的心电图。Ⅰ、aVL、V₆ 导联 ST 段明显抬高、QRS 波前基线上斜型抬高伴 QT 间期明显延长[17]

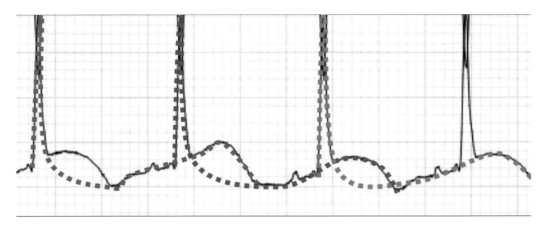

拓展图 4-3　蛛网膜下腔出血中尖顶军盔征假设机制。彩色虚线表示 QRS 波与明显延迟的 T-U 波之间可能相关，导致基线及 ST 段抬高[5]

后心电图可出现 SHS[9]，因此他们认为交感神经过多放电也可能是 SHS 的机制之一。与机械牵拉相比，QT 间期延长所致 SHS 累及室壁导联缺少更少的规律，可出现于下壁导联，也可出现于前壁导联，甚至无法定位。

心电图不仅受心脏本身的结构、血供及电生理情况影响，还与心脏外部环境相关，比如心脏在胸腔中的位置、所处温度、机体激素分泌、交感神经系统兴奋性等[22]。所以当出现 SHS 时，我们需要综合考虑患者是否合并颅脑疾病、急性胸腹腔事件、严重的电解质紊乱等情况，除了心肌损伤标志物，仍需完善生化、颅脑 CT、胸腹 CT 等化验检查，以免延误病情。

参考文献

［1］Wang K., R.W. Asinger, H.J. Marriott. ST-segment elevation in conditions other than acute myocardial infarction. N Engl J Med, 2003, 349（22）: 2128-2135.

［2］Littmann L., M.H. Monroe. The "spiked helmet" sign: a new electrocardiographic marker of critical illness and high risk of death. Mayo Clin Proc, 2011, 86（12）: 1245-1246.

［3］Tomcsányi J., T. Frész, P. Proctor, et al. Emergence and resolution of the electrocardiographic spiked helmet sign in acute noncardiac conditions. Am J Emerg Med, 2015, 33（1）: 127, e5-7.

［4］Littmann, L., P. Proctor. Real time recognition of the electrocardiographic "spiked helmet" sign in a critically ill patient with pneumothorax. Int J Cardiol, 2014, 173（3）: e51-52.

［5］Laundon, R.K., L. Littmann. Spiked helmet pattern ST elevation in subarachnoid hemorrhage. J Electrocardiol, 2019, 52: 96-98.

［6］Simon, A., Z. Járai. Is the spiked helmet sign the manifestation of long QT syndrome? J Electrocardiol, 2019, 55: 16-19.

［7］Lin, Y.K., K.C. Chen, Y.N. Huang, et al. The 'spiked-helmet' sign in patients with myocardial injury. J Electrocardiol, 2022, 73: 144-147.

［8］Samadov F, E. Gasimov, F. Aliyev, et al. The 'Spiked Helmet' sign-A potential relationship to Takotsubo cardiomyopathy. Am J Emerg Med, 2018, 36（2）: 345.e5-345.e7.

［9］Aliyev, F., V. Abdulkerimov, E.E. Gul, et al., Spiked helmet sign after percutaneous left stellate ganglion ablation in a patient with long QT syndrome. J Electrocardiol, 2017, 50（6）: 944-946.

［10］王敏辉，蔡卫勋. 尖顶军盔征心电图改变 1 例. 心电与循环，2019，38（03）: 228-230.

［11］孝俊，颜敏灵，蒋勇. 心电图尖顶军盔征 1 例. 临床心电学杂志，2018，27（04）: 291-293.

［12］黄旭，卢年芳，曹丰. 心电图尖顶军盔征心力衰竭患者 1 例. 中华老年多器官疾病杂志，2019，18（07）: 534-535.

［13］P. Hankovszky, A. Tömösvári, F. Hawchar, et al. Tachycardia dependent early repolarisation pattern in subarachnoid haemorrhage related takotsubo syndrome. J Electrocardiol, 2021, 67: 52-54.

［14］Reddy M.J.R., B. Johnson, J. Garg. Spiked Helmet Sign. Am J Med, 2021, 134（1）: 60-62.

［15］D.H. Cisewski, J.E. Madias, L. Wong. Utilization of the Electrocardiographic "Spiked Helmet" Sign in the Diagnosis of Intra-Abdominal Pathology Within the Emergency Setting. J Emerg Med, 2019, 57（3）: 390-394.

［16］Tomcsányi J., B. Bózsik. Two forms of the spiked helmet sign are caused by two separate mechanisms. J Electrocardiol, 2022, 73: 129-130.

［17］L.D. Weise, A.V. Panfilov. A discrete electromechanical model for human cardiac tissue: effects of stretch-activated currents and stretch conditions on restitution properties and spiral wave dynamics. PLoS One, 2013.

8（3）：e59317.

［18］王浩.尖顶军盔征.临床心电学杂志，2017，26（03）：235.

［19］H.M. Herath, A. Thushara Matthias, B.S. Keragala, et al. Gastric dilatation and intestinal obstruction mimicking acute coronary syndrome with dynamic electrocardiographic changes. BMC Cardiovasc Disord, 2016, 16（1）：245.

［20］J. Tomcsányi, T. Frész, B. Bózsik. ST elevation anterior "spiked helmet" sign. Mayo Clin Proc, 2012, 87（3）：309；author reply 309.

［21］A. Agarwal, T.G. Janz, N.V. Garikipati. Spiked helmet sign：An under-recognized electrocardiogram finding in critically ill patients. Indian J Crit Care Med, 2014, 18（4）：238-240.

［22］Pollack, M.L. ECG manifestations of selected extracardiac diseases. Emerg Med Clin North Am, 2006, 24（1）：133-143.

拓展阅读（五） 胆心综合征

胆心综合征（chole-heart syndrome）是由胆道疾病引起的以类似冠心病的症状和心电图异常为主要表现的临床综合征。通常患者心脏本身无器质性病变，类似冠心病症状的严重程度与胆道疾病的严重程度相关，并随着胆道疾病的控制而缓解。

发病机制

目前胆心综合征的发病包括三种机制：

1. 胆道神经反射学说：心脏受胸 2 至胸 8 脊神经支配，胆囊和胆总管受胸 4 至胸 9 脊神经支配，两者的神经支配存在交叉。当胆囊压力升高或胆管受到牵连时，可通过脊神经的反射途径刺激内脏的迷走神经。迷走神经兴奋可引起冠状动脉痉挛、收缩，使冠状动脉血流量减少，导致心肌缺血，从而出现缺血性胸痛等类似冠心病的临床症状，严重的患者甚至可能并发心肌梗死。这种情况在既往有冠心病病史的患者中尤其容易发生。同时迷走神经兴奋还可能引发心律失常，常常表现为心动过缓和传导阻滞等。

2. 感染中毒、电解质紊乱和酸碱失衡学说：胆道系统发生感染或梗阻后，随着病情的进展大量的毒素进入血液循环，同时还可能出现炎症因子的大量释放。重症感染的患者常常合并电解质紊乱和酸碱失衡，上述代谢紊乱可能进一步导致心肌细胞的代谢紊乱、电活动紊乱和冠状动脉痉挛，从而出现胸痛和心律失常等。

3. 胆道—心脏内分泌学说：胆道疾病时可能使心肌抑制因子、内皮素、心钠肽、血管活性肠肽、前列腺素等物质的释放增加。上述物质释放入血后也可能对心脏产生损害，但是具体的作用机制尚未完全阐明[1-2]。

临床表现

胆心综合征的患者除了出现胆道疾病本身的症状和体征外，主要的临床表现是类似冠心病的症状和心电图异常（拓展图 5-1 至 5-6）。大部分患者以缺血性胸痛为主要表现，可出现心前区闷痛，多于饱食或进食油腻饮食后出现，疼痛持续时间长，

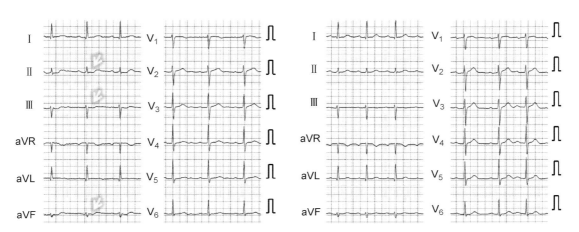

拓展图 5-1 急性胆囊炎患者入院时的心电图（左）和 10 h 后复查的心电图（右）

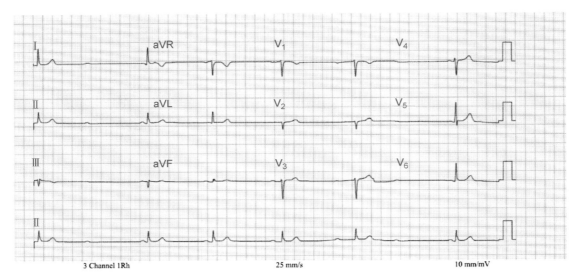

拓展图 5-2 急性胆囊炎患者入院时心电图（窦性心动过缓合并传导阻滞）

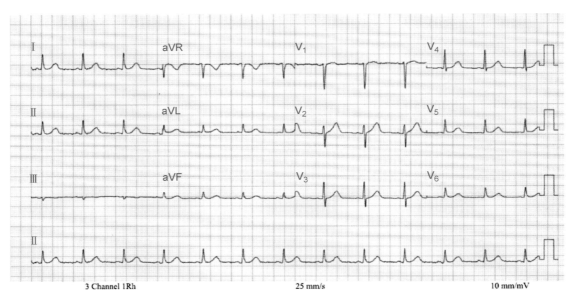

拓展图 5-3 胆囊切除术后复查心电图

但是口服硝酸甘油后疼痛症状无缓解。超过 30% 的患者心电图可见非特异性的 ST 段抬高或压低，临床上与急性冠脉综合征患者的心电图很难区分，这是导致胆心综合征的患者被误诊为冠心病的主要原因。

诊断与鉴别诊断

在临床上凡是遇到胆道疾病的患者出现类似冠心病的症状和心电图异常时，都应该想到胆心综合征的可能，尤其是既往无冠心病病史的患者。对于那些既往诊断为"冠心病"，但是接受规范的药物治疗后临床症状无改善的患者，尤其是同时合并胆道疾病的症状和体征时，也需要考虑胆心综合征

的可能。

胆心综合征多见于既往有胆道疾病病史的患者，多于进食后出现，症状发作与情绪激动、劳累无关。胸痛持续时间长，硝酸酯类药物无效或疗效差，随着胆道疾病的好转胸痛症状逐渐缓解，这是与冠心病鉴别的要点。患者多同时伴有右上腹疼痛的症状。心电图异常多为一过性，疼痛症状消失后心电图可恢复正常。患者通常不伴有肌钙蛋白和心肌损伤标志物的升高[3-6]。

治疗原则

胆心综合征的心血管系统表现是继发性损害所致，患者通常无器质性心脏病，因此首先应该积

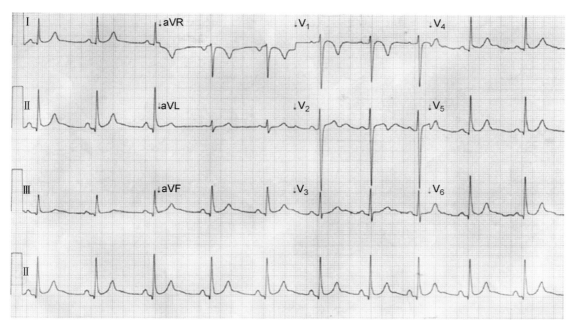

拓展图 5-4　急性胆囊炎患者术前心电图，可见 II、aVF 导联 ST 段抬高

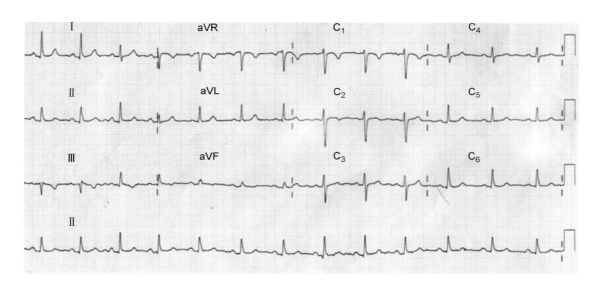

拓展图 5-5　急性胆囊炎患者术后心电图，与术前心电图（拓展图 5-4）相比，II、aVF 导联 ST 段回落

极治疗原发病，在胆道疾病治愈后心脏症状才能缓解。文献报道大部分胆心综合征患者在接受有效的治疗后（包括外科手术治疗或单纯的药物治疗）心脏症状逐渐消失。必须要强调的是对于胆心综合征患者，其心脏症状并不是手术的禁忌证。在临床工作中应该积极针对胆道疾病进行治疗，不能因为存在心脏症状而延误手术治疗。

但是同时需要注意的是胆心综合征患者在心脏症状表现突出时，虽然其心脏可能并无器质性病变，但是仍然会由于胆道神经反射等机制导致心肌的氧供需失衡，出现心肌缺血。因此对于心脏症状表现突出的患者，可能不宜贸然进行手术，应该加强对症支持治疗，包括扩张冠状动脉、营养心肌、纠正心律失常等；这对于围手术期的患者亦尤为重要。

在临床实践中胆心综合征的诊断与鉴别诊断存在一定难度，尤其是在患者心脏症状突出、心电图出现明显异常，而同时胆道疾病的症状、体征表现不典型时。这就要求不同专科（如急诊科、普通外科、心血管内科等）的医务人员密切合作，共同对患者的病情进行评估并制订诊疗方案，并且根据患者的病情变化及时修正诊断和调整。

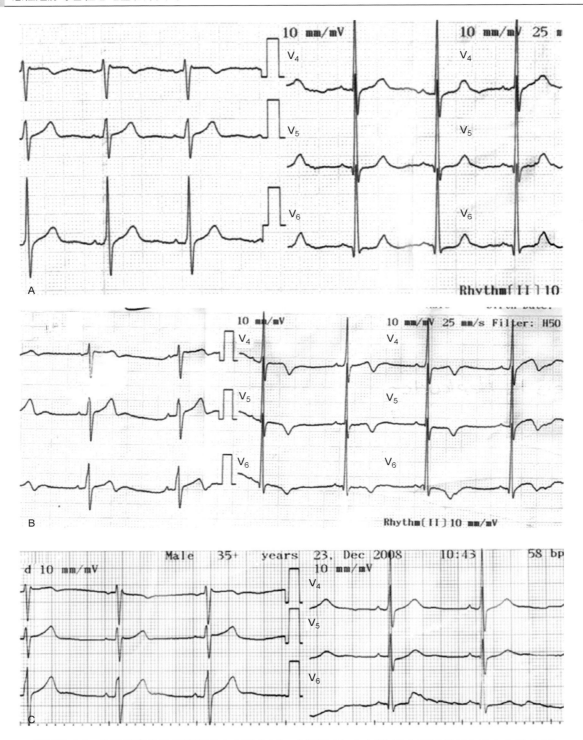

拓展图 5-6　急性胆囊炎患者就诊时心电图（A），入院后 7 h 心电图（B）和出院后 3 天心电图（C）

参考文献

［1］吴小平．胆心综合征［J］．中国实用内科杂志，2007，27（8）：574-575．

［2］杨士贤，吴铁镛，刘晓刚．胆心综合征 220 例误诊文献分析［J］．解放军医药杂志，2015，27（6）：63-65．

［3］Ozeki M，Takeda Y，Morita H，et al. Acute cholecystitis mimicking or accompanying cardiovascular disease among Japanese patients hospitalized in a Cardiology Department. BMC Res Notes，2015，8：805．

［4］Daliparty VM，Amoozgar B，Razzeto A，et al. Cholecystitis Masquerading as Cardiac Chest Pain：A Case Report. Am J Case Rep，2021，22：e932078．

［5］Patel N，Ariyarathenam A，Davies W，et al. Acute cholecystits leading to ischemic ECG changes in a patient with no underlying cardiac disease. JSLS，2011，15（1）：105-108．

［6］Aksay E，Ersel M，Kiyan S，et al. Acute coronary syndrome mimicked by acute cholecystitis. Emerg Med Australas，2010，22（4）：343-346．

拓展阅读（六）　脑心综合征

脑心综合征（stroke-heart syndrome）是指各类颅内疾病（如急性脑血管病、颅脑损伤、颅内肿瘤、颅内感染等）引起的继发性心脏损害，包括急性心肌缺血、心律失常或心力衰竭。继发性心脏损害的严重程度与颅内疾病的严重程度相关。

颅内原发疾病好转后，继发的心脏损害也会随之改善甚至消失。

发病机制

脑心综合征的发病包括两种机制：

1. 神经体液调节机制：大脑通过交感神经和副

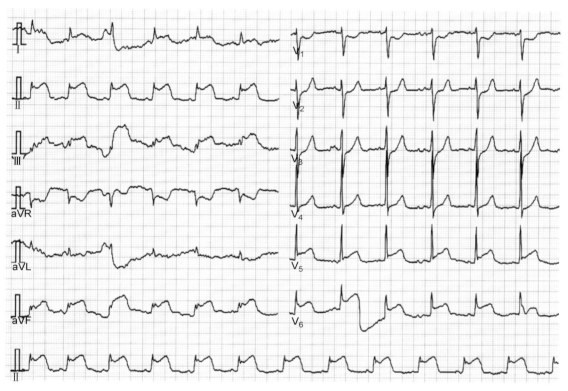

拓展图 6-1　蛛网膜下腔出血患者的心电图

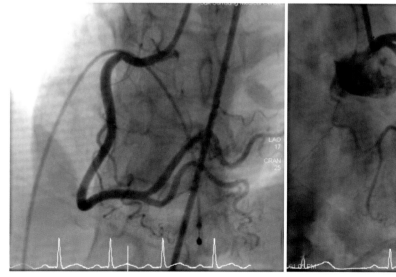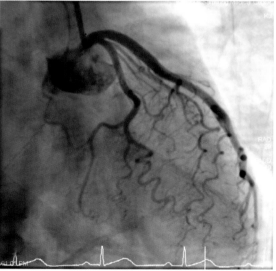

拓展图 6-2　该患者的冠状动脉造影结果

交感神经调节心血管功能。颅内疾病可以直接或间接损伤下丘脑调节中枢，引起交感神经兴奋释放大量儿茶酚胺。大量的儿茶酚胺会造成心肌细胞的坏死，进而引起心肌炎症、水肿、纤维化等。同时，颅内疾病还可以使氧化亚氮、精氨酸加压素、血管紧张素Ⅱ的水平明显升高，导致心肌缺血坏死和心律失常。

2. 炎症机制：颅内疾病可能通过释放大量的炎症因子激活全身性炎症反应，随后更多的炎症因子被释放（如肿瘤坏死因子 -α、内皮素、氧自由基、血栓素、前列腺素等）。高浓度的炎症因子可以直接造成心肌细胞的损伤，引起血管的强烈收缩

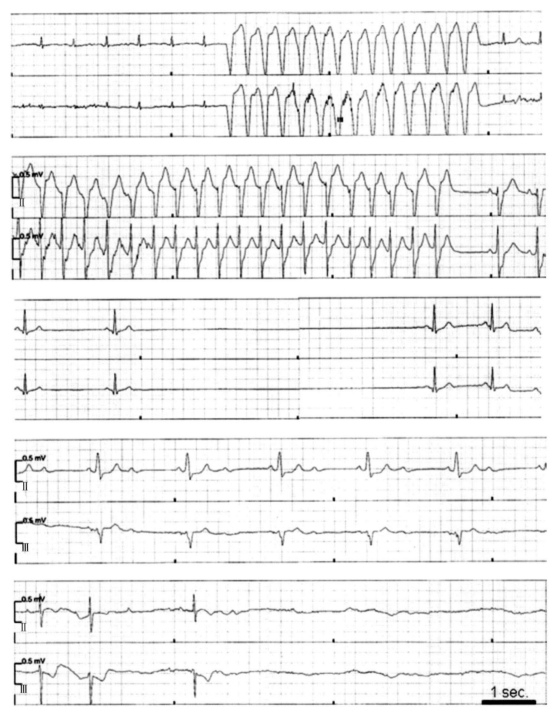

拓展图 6-3　急性脑血管病患者的连续心电监护（先后可见室性心动过速、室上性心动过速、窦性停搏、房室传导阻滞、心房颤动合并心脏停搏）

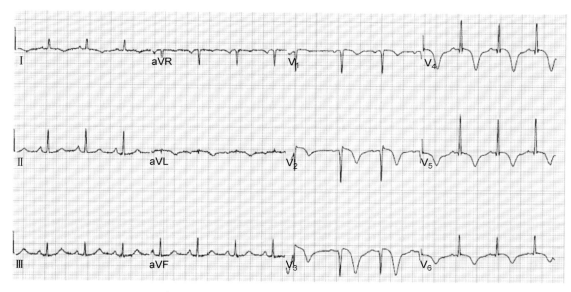

拓展图 6-4 脑出血患者的心电图可见 T 波倒置

导致心肌缺血和心律失常[1-2]。

临床表现

1. 心电图异常：心电图可能出现冠状动脉供血不足的表现，主要为 ST 段和 T 波的改变，常见 ST 段压低、T 波低平或倒置[3]。如果心电图中描记到巨大的倒置 T 波时，称为脑性 T 波。患者可能出现各种类型的快速性或缓慢性心律失常[4]。脑心综合征患者的心电图异常常见于发病后的 1 周

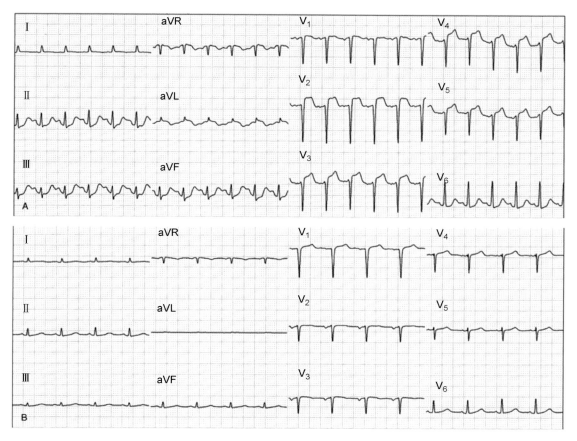

拓展图 6-5 脑出血患者的心电图可见 V₂ ～ V₅ 导联 ST 段抬高，Ⅱ、Ⅲ、aVF 导联 ST 段压低（**A**）；颅内血肿清除术后复查心电图可见 ST 段偏移恢复（**B**）

内，而在发病 1 个月以后心电图大多恢复正常（拓展图 6-1 至 6-5）。

2. 缺血性胸痛：冠状动脉收缩或痉挛会导致心肌缺血，从而出现缺血性胸痛的症状。但是颅内疾病的患者往往存在不同程度的意识障碍或言语功能障碍，无法准确描述自身的临床症状，因此容易被忽视。

3. 心肌损伤标志物升高：脑心综合征患者可能出现肌钙蛋白等心肌损伤标志物水平的升高，通常在发病后的 72 h 内最为明显，发病 1 周后心肌损伤标志物的水平大多恢复正常。

诊断与鉴别诊断

在临床上遇到严重颅内疾病合并缺血性胸痛症状、心电图异常、心肌损伤标志物升高的患者，都应该考虑到脑心综合征的可能。由于颅内疾病的患者多伴有语言功能障碍，无法准确描述临床症状，因此不利于鉴别诊断。

另外有研究发现脑心综合征患者的心肌损伤标志物的变化规律与典型心肌梗死的患者不同。虽然心肌损伤标志物同样在发病后的早期即可出现升高，但是无明显的峰值，且恢复至正常值的时间较长，多需要 2 周左右[5]。

治疗原则

脑心综合征患者临床表现的严重程度往往与颅内疾病的严重程度相关，因此积极治疗颅内原发疾病是整个诊疗方案的核心[6]。针对患者出现的继发性心脏损害应该加强对症支持治疗，同时密切观察临床症状、心电图和心肌损伤标志物的动态变化，及时邀请心脏专科医师会诊，共同对患者的病情进行分析和讨论，制订最佳的治疗方案。

参考文献

[1] 姬婷，李天，蒋帅，等.脑心综合征的损伤机制及治疗 [J].生理科学进展，2019，50（06）：443-446.

[2] Scheitz JF，Nolte CH，Doehner W，et al. Stroke-heart syndrome：clinical presentation and underlying mechanisms. Lancet Neurol，2018，17（12）：1109-1120.

[3] Heo WJ，Kang JH，Jeong WS，et al. Subarachnoid Hemorrhage Misdiagnosed as an Acute ST Elevation Myocardial Infarction. Korean Circ J，2012，42（3）：216-219.

[4] Kallmünzer B，Breuer L，Kahl N，et al. Serious cardiac arrhythmias after stroke：incidence，time course，and predictors—a systematic，prospective analysis. Stroke，2012，43（11）：2892-2897.

[5] Hasegawa K，Fix ML，Wendell L，et al. Ischemic-appearing electrocardiographic changes predict myocardial injury in patients with intracerebral hemorrhage. Am J Emerg Med，2012，30（4）：545-552.

[6] Liu YH，Lee WH，Chu CY，et al. Infective endocarditis complicated with nonobstructive ST elevation myocardial infarction related to septic embolism with intracranial hemorrhage：A case report. Medicine（Baltimore），2018，97（48）：e13089.